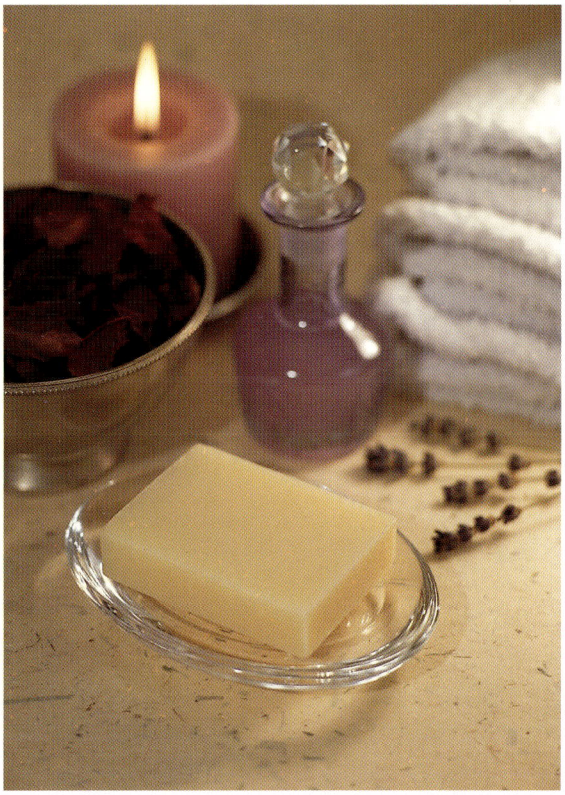

Seife, Duft & Badeschaum

Stocker stv

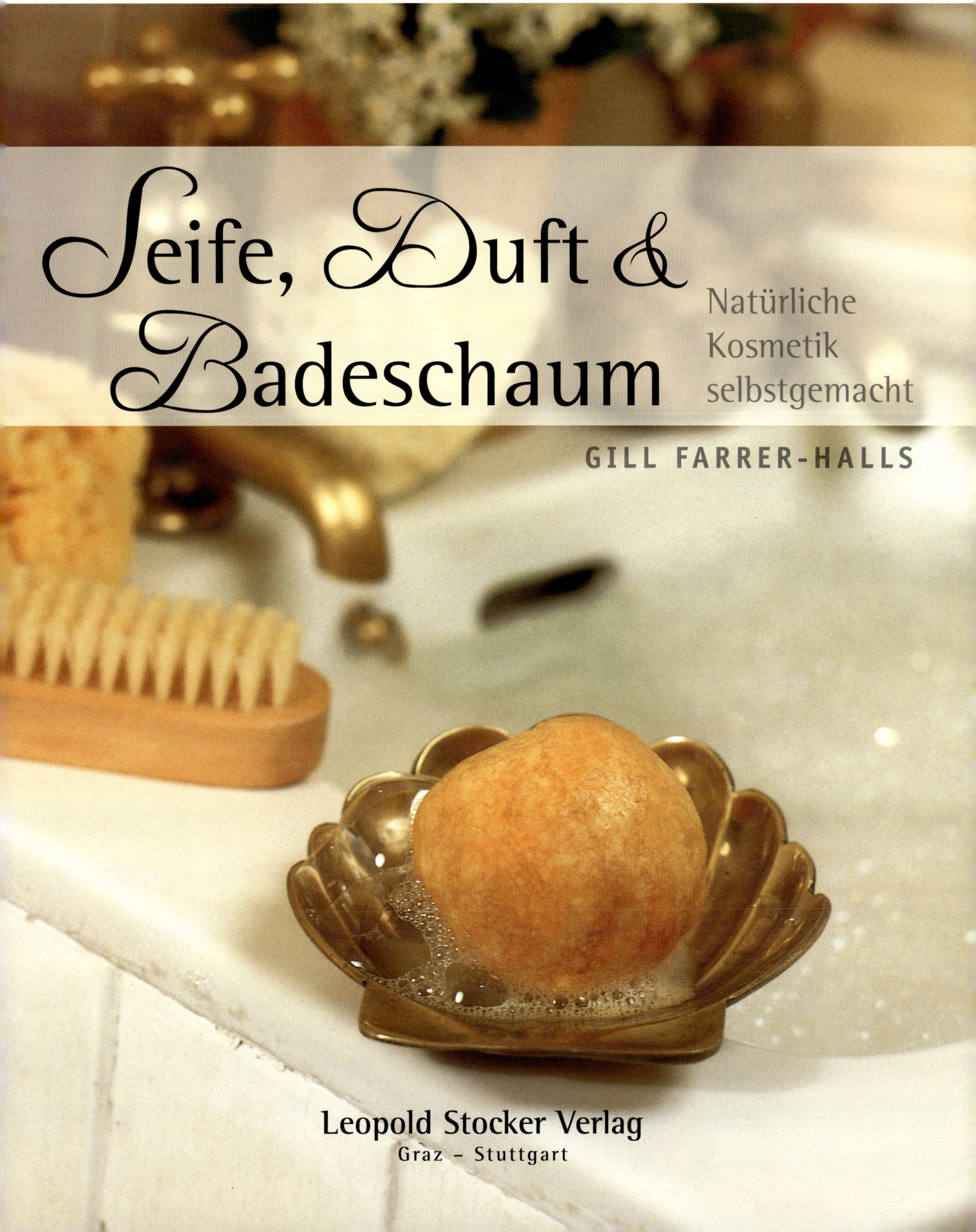

Seife, Duft & Badeschaum

Natürliche Kosmetik selbstgemacht

GILL FARRER-HALLS

Leopold Stocker Verlag
Graz – Stuttgart

Umschlaggestaltung:
Werbeagentur | Digitalstudio Rypka GmbH/Thomas Hofer, Graz
Umschlagfotos Vorderseite und Rückseite: siehe Danksagung, Seite 128
Bilder Innenteil: siehe Danksagung, Seite 128

Aus dem Englischen ins Deutsche übertragen von Sabine Geiger

Titel der Originalausgabe: Soap and Scent Copyright © 2004 Quarry Books, a member of Quayside Publishing Group 100 Cummings Center Ste 406L Beverly MA 01915-6101 Tel (978) 282-9590 Fax (978) 283-2742 www.quarrybooks.com

Bibliografische Information Der Deutschen Bibliothek
Die Deutsche Bibliothek verzeichnet diese Publikation in der Deutschen Nationalbibliografie; detaillierte bibliografische Daten sind im Internet unter http://dnb.ddb.de abrufbar.

Hinweis: Dieses Buch wurde auf chlorfrei gebleichtem Papier gedruckt. Die zum Schutz vor Verschmutzung verwendete Einschweißfolie ist aus Polyethylen chlor- und schwefelfrei hergestellt. Diese umweltfreundliche Folie verhält sich grundwasserneutral, ist voll recyclingfähig und verbrennt in Müllverbrennungsanlagen völlig ungiftig.

ISBN 978-3-7020-1161-1

Printed in Singapore

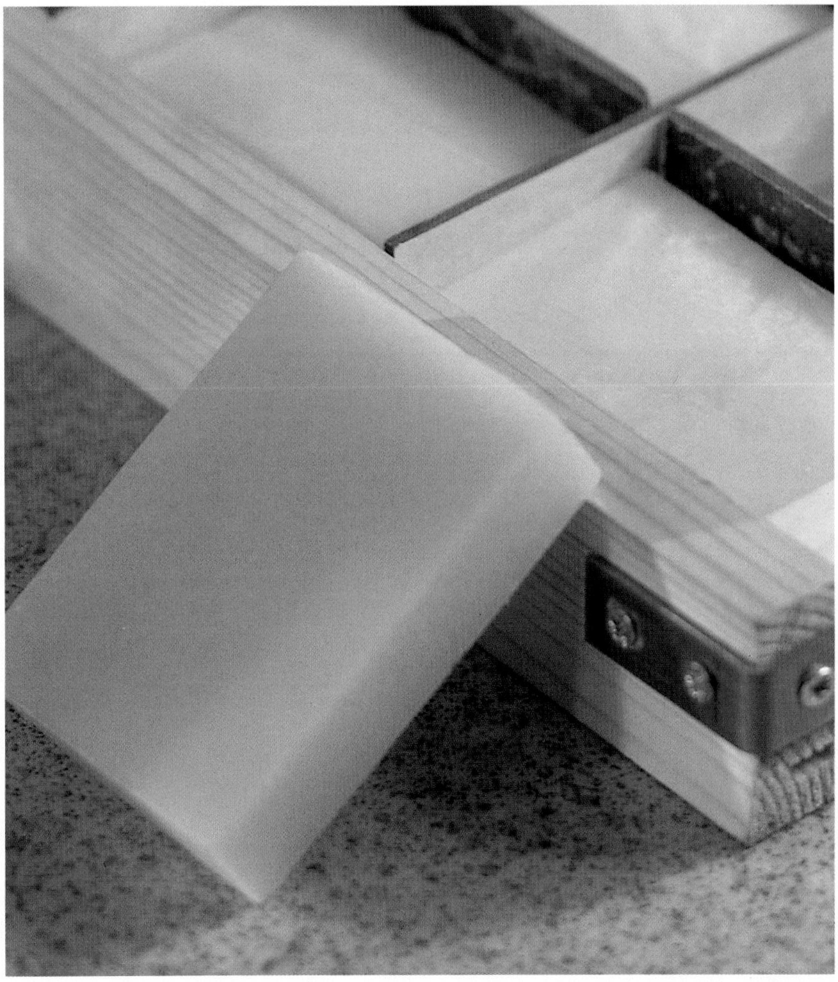

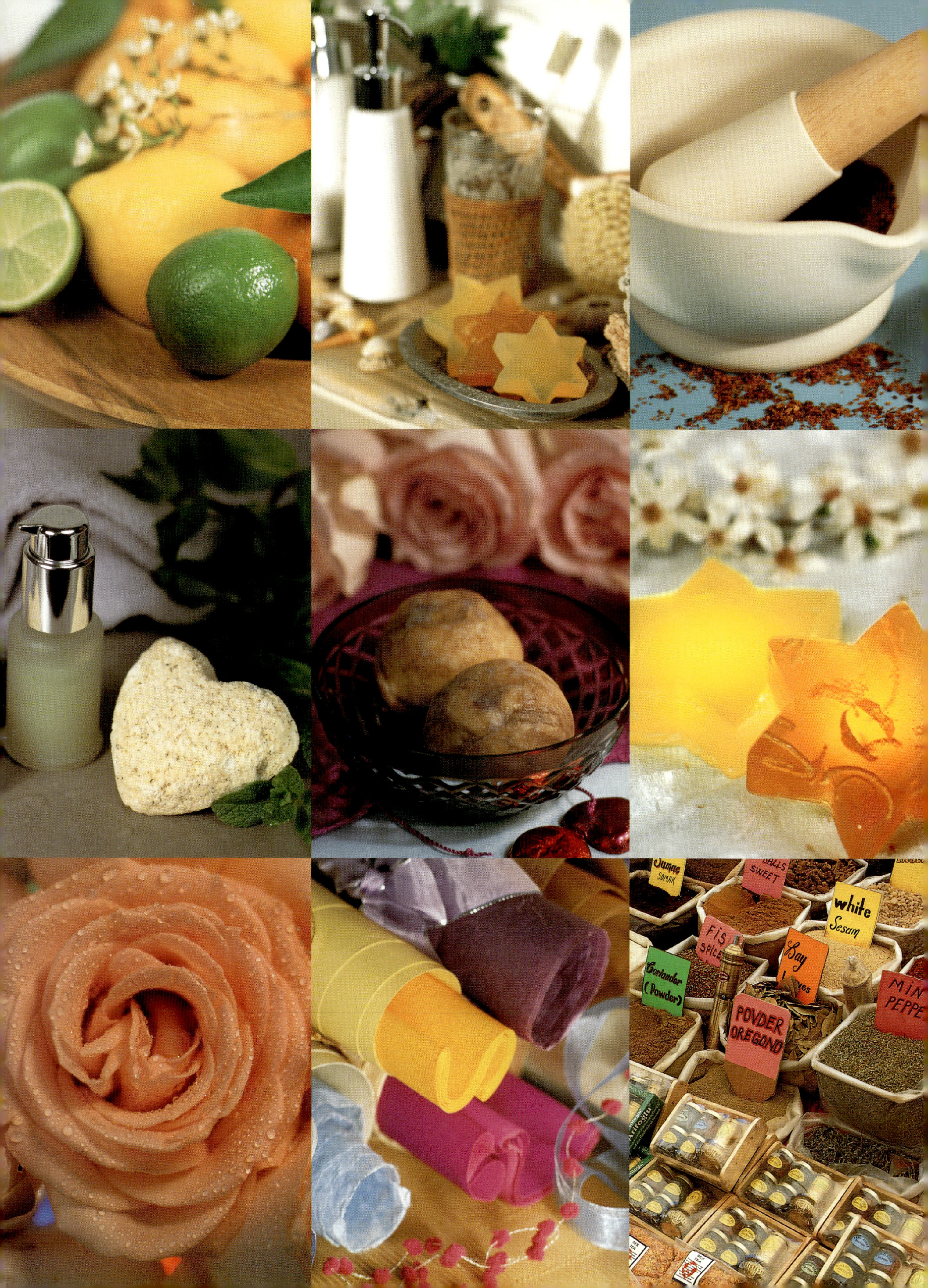
Sumac
SOMAK
SWEET
white
Sesam
Coriander
(Powder)
POVDER
OREGONO

Inhaltsverzeichnis

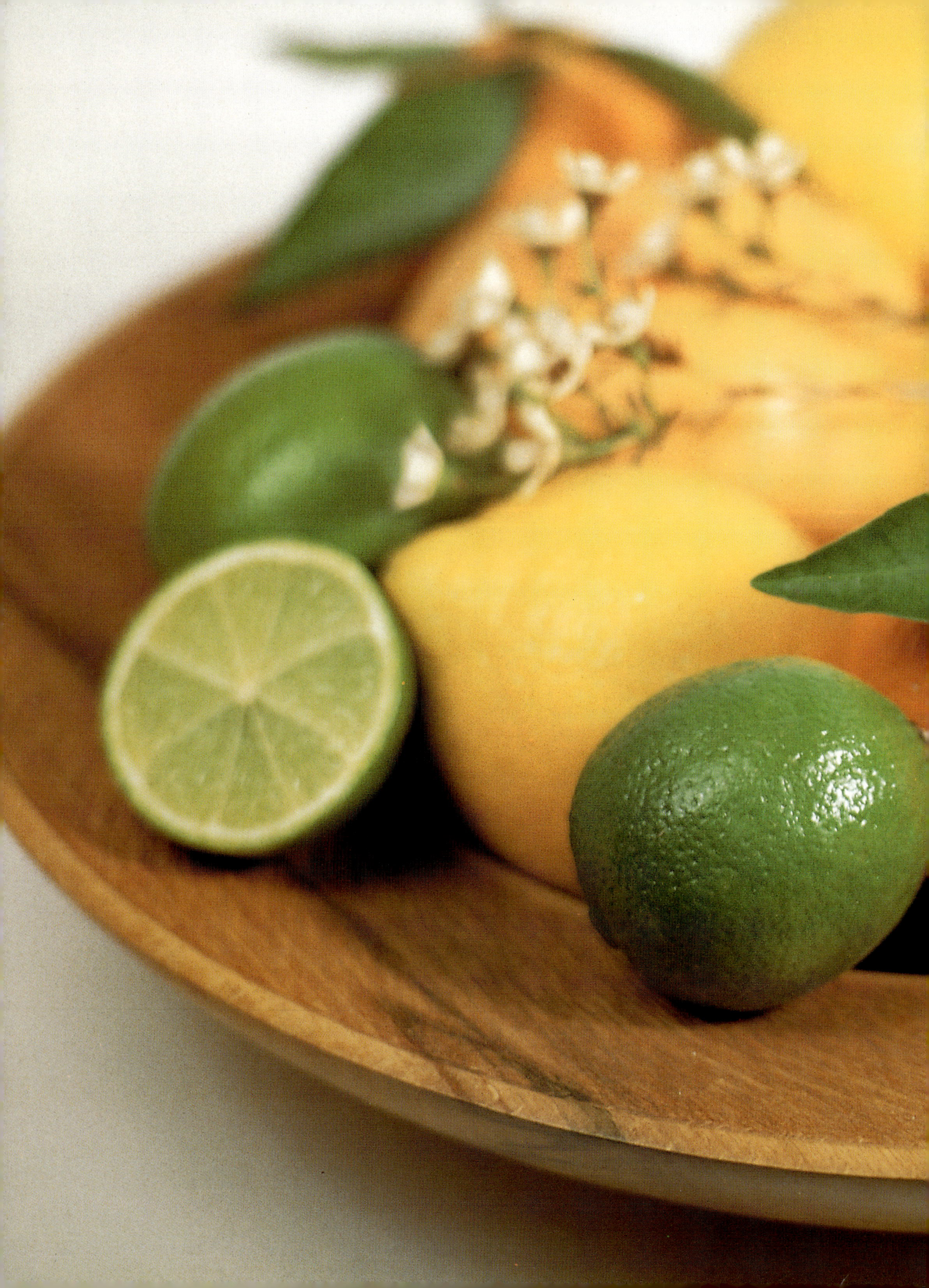

Einleitung

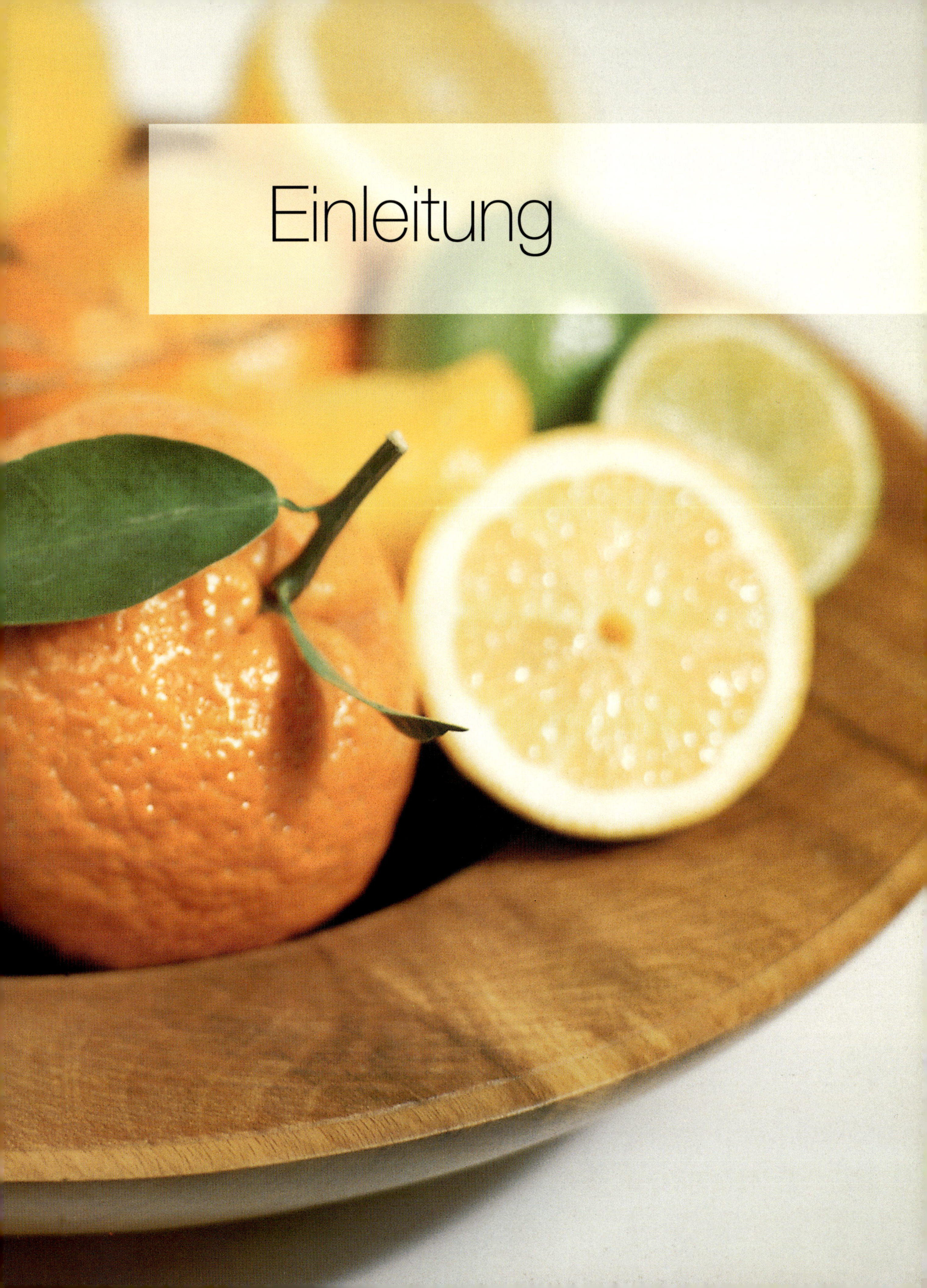

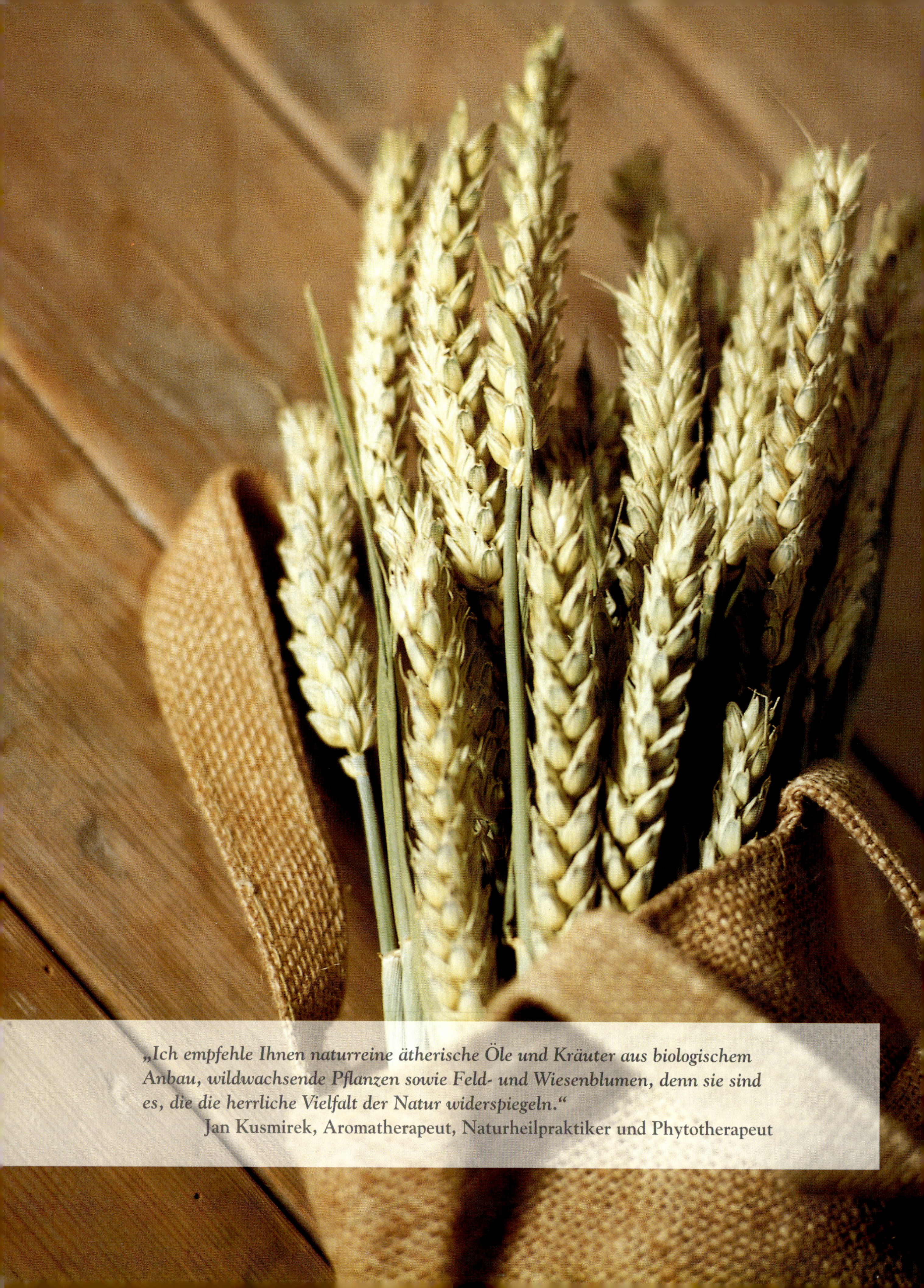

„Ich empfehle Ihnen naturreine ätherische Öle und Kräuter aus biologischem Anbau, wildwachsende Pflanzen sowie Feld- und Wiesenblumen, denn sie sind es, die die herrliche Vielfalt der Natur widerspiegeln.“

Jan Kusmirek, Aromatherapeut, Naturheilpraktiker und Phytotherapeut

Einleitung
Nachhaltige und natürliche Lebensweise

Die Entwicklungen der letzten Jahrzehnte haben deutlich gezeigt, dass sich immer mehr Menschen nach einer naturnahen biologischen Lebensweise sehnen und sich zunehmend ihrer Verantwortung sowie der Notwendigkeit eines rücksichtsvollen Umgangs mit der Umwelt bewusst werden. Diese ethischen und ökologischen Überlegungen sind Teil einer Lebenseinstellung, die man als Philosophie der natürlichen und nachhaltigen Lebensweise bezeichnen könnte. Ökologische Landwirtschaft und Lebensweise werden als positives Gegengewicht zum exzessiven Einsatz von Chemikalien in allen Lebensbereichen betrachtet.

Beim Begriff „Bio" oder „Öko" denkt man üblicherweise zuerst an Naturkost, wie Bioobst und -gemüse, und daran, wie diese Lebensmittel angebaut und produziert werden. Die biologische Landwirtschaft geht auf jene Zeit zurück, in der noch die traditionellen Methoden der lokalen Subsistenzwirtschaft vorherrschten, die sich solange erfolgreich behaupten konnten, bis Bevölkerungswachstum und Urbanisierung eine Nachfrage nach großen Mengen von Lebensmitteln bewirkten, um die wachsende Bevölkerung der Großstädte mit Nahrungsmitteln zu versorgen. So kam es zur Entwicklung der Intensivlandwirtschaft, die neben Legebatterien und massiven Landmaschinen auch den Einsatz von Agrochemikalien mit sich brachte.

Unglücklicherweise kann die Anwendung von Agrochemikalien, wie Herbiziden, Pestiziden und chemischen Düngemitteln, sowohl für die Böden als auch für Fauna und Flora des betreffenden Gebietes zu Langzeitschäden führen. Hinzu kommt, dass Früchte, die mit Chemikalien behandelt worden sind, nicht so schmackhaft sind und auch nicht den gleichen Nährgehalt haben wie biologisch angebaute Früchte. Biologische Landwirtschaft bedeutet also nicht nur Verzicht auf Pestizide und Herbizide, sondern stellt auch sicher, dass die Umwelt gesund erhalten und weder Tier- noch Pflanzenwelt ausgebeutet werden.

Aber nicht nur das Essen allein macht unser Leben aus. Neben der Produktion und dem Kauf von Bio-Lebensmitteln lässt sich eine natürliche und ökologische Lebensweise auch in allen anderen Bereichen unseres Lebens verwirklichen. So können wir uns umweltgerecht verhalten, wenn wir überall, wo uns dies möglich ist, zu Natur- und Bioprodukten greifen. Es gibt bereits zahlreiche Firmen, die umweltverträgliche, biologisch abbaubare Wasch- und Reinigungsmittel anbieten. Was die Abfallentsorgung betrifft, so trägt die Wiederverwendung von Plastiksäcken ebenso zu einer Reduktion der Müllberge bei, wie die konsequente Mülltrennung oder die Kompostierung von Biomüll. Auch durch den Kauf von Naturkosmetik und Kleidung aus Naturfasern können wir Verantwortung für die Natur übernehmen.

In diesem Sinne möchte „Seife, Duft und Badeschaum" Anregungen zur Seifen- und Parfümherstellung auf Basis natürlicher Inhaltsstoffe geben. Die Eigenproduktion von Seife ist keine Neuheit – in den Zeiten vor der kommerziellen Seifenproduktion waren die Menschen darauf angewiesen, Reinigungslotionen oder Seifen selbst herzustellen. Diese Vorläufer der heutigen Seifen bestanden ausschließlich aus natürlichen Ingredienzien, wie Tierfetten, Tonerde, Asche und Pflanzen wie etwa dem Seifenkraut. Wie sein Name bereits vermuten lässt, bildet es eine schlüpfrige, seifige Substanz, die – ähnlich unserer heutigen Seifen (wenn auch nicht ganz so wirkungsvoll) – fett- und schmutzlösende Eigenschaften hat.

Die Rezepturen in diesem Buch unterscheiden sich sehr von denen, die damals verwendet wurden, und ergeben weitaus raffiniertere Produkte. Einen der bedeutendsten Unterschiede macht die Zugabe von Duftstoffen und Parfüms aus. Bei den in diesem Buch beschriebenen Rezepturen gelangen ausschließlich reine ätherische Öle zur Anwendung. Sie werden schon seit Tausenden von Jahren verwendet, und zwar nicht nur aufgrund ihrer Duftstoffe, sondern auch wegen ihrer gesundheits- und schönheitsfördernden Wirkung. Die Wahl der passenden ätherischen Öle stellt bei der eigenen Seifenherstellung eine große Herausforderung dar, da es gilt, sowohl auf die Bedürfnisse des jeweiligen Hauttyps einzugehen als auch der individuellen Vorliebe für bestimmte Duftnoten Rechnung zu tragen.

Während Seifen früher reine Gebrauchsmittel waren und ihr einziger Zweck darin bestand, die einzelnen Körperpartien von möglichst viel Schmutz zu befreien, so genießen wir heute den erfrischenden Duft und die entspannende oder anregende Wirkung, die Baden und Duschen zum Erlebnis werden lassen. Es wird berichtet, dass im 16. Jahrhundert die englische Königin Elisabeth – und mit ihr viele ihrer Untertanen – deshalb lediglich einmal jährlich ein Bad nahm, weil häufigeres Baden als gesundheitsschädlich betrachtet wurde. Die heutigen Badegewohnheiten sind eindeutig hygienischer, was nicht zuletzt auf die modernen sanitären Einrichtungen sowie auf die große Vielfalt von Badezusätzen und Duschgels zurückzuführen ist.

Hat man einmal den ästhetischen Wert und den Genuss erkannt, die Seifen in unser Leben bringen, öffnet sich eine neue Welt. Bei der Wahl einer Seife stehen heute nicht mehr ausschließlich die hautreinigenden Aspekte im Vordergrund, sondern eine ganze Reihe weiterer Eigenschaften, die zunehmend an Bedeutung gewinnen. Das heißt, dass wir beim Kauf auf die verschiedenen Ingredienzien achten, aus denen die Produkte hergestellt wurden, und wir uns Gedanken darüber machen, inwiefern diese Inhaltsstoffe unsere Haut, unsere Gesundheit und unser allgemeines Wohlbefinden positiv beeinflussen. Weiß man einmal, dass Honig nährend und feuchtigkeitsspendend ist und Hafermehl die Haut zart und geschmeidig macht sowie eine Peeling-Wirkung hat, so wird man sich mit dem entsprechenden Hauttyp für eine Seife aus diesen Rohstoffen entscheiden.

Die Rezeptvorschläge und -ideen im vorliegenden Buch konzentrieren sich auf die Herstellung von Produkten, die im Einklang mit der Natur stehen und die natürlichen Bedürfnisse des menschlichen Körpers berücksichtigen. Viele der vorkommenden Erzeugnisse und Ingredienzien können bei Herstellern und Verkäufern von ökologisch hochwertigen Rohstoffen bezogen werden. Für die Rezepturen sollten ausschließlich tierversuchsfreie, pflanzliche und mineralische Inhaltsstoffe verwendet werden. Auch wenn die Seifen und Düfte in diesem Buch nicht zum Verzehr gedacht sind, würden die Reinheit und Hochwertigkeit der Rohstoffe selbst dies gestatten. Die Herstellung und Verwendung dieser natürlichen Seifen und Düfte bedeuten nicht nur Spaß, Kreativität und Phantasiereichtum, sondern wirken wohltuend auf Körper, Geist und Seele und kommen auch der Umwelt zugute.

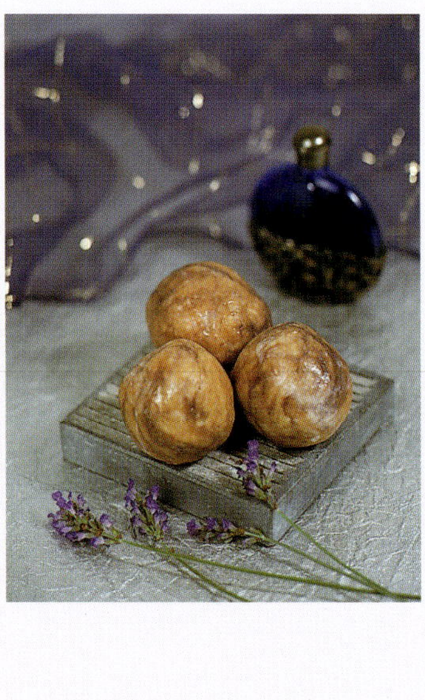

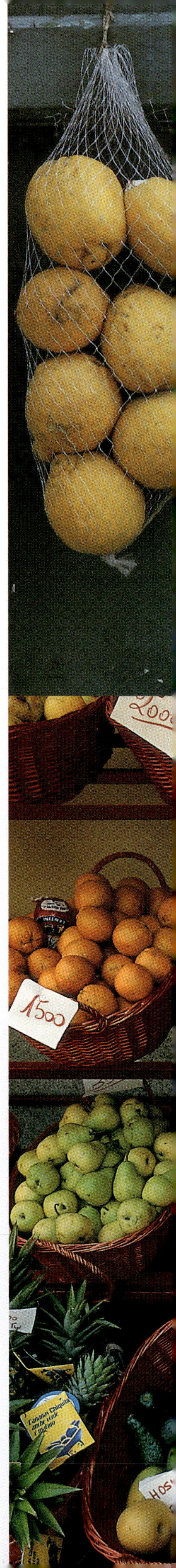

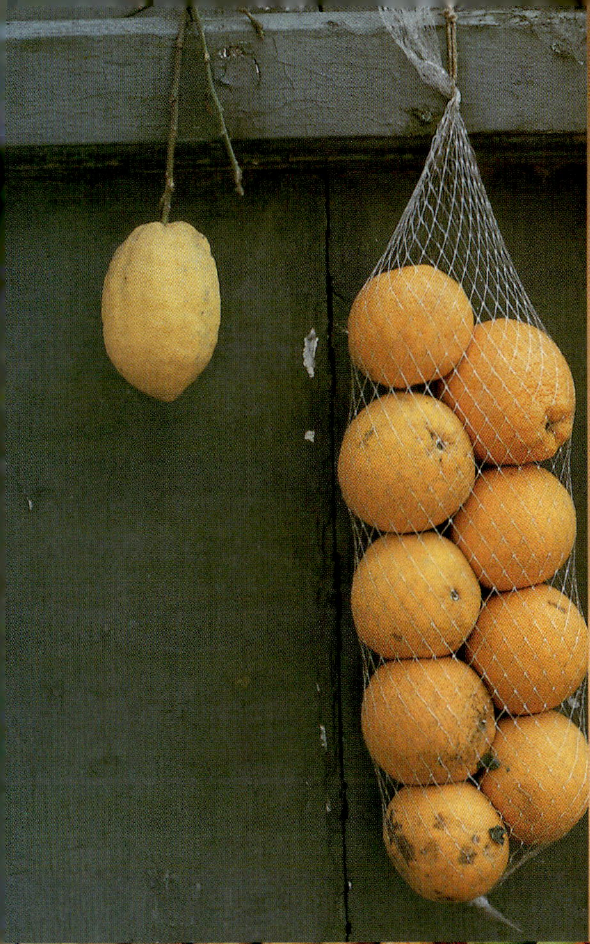

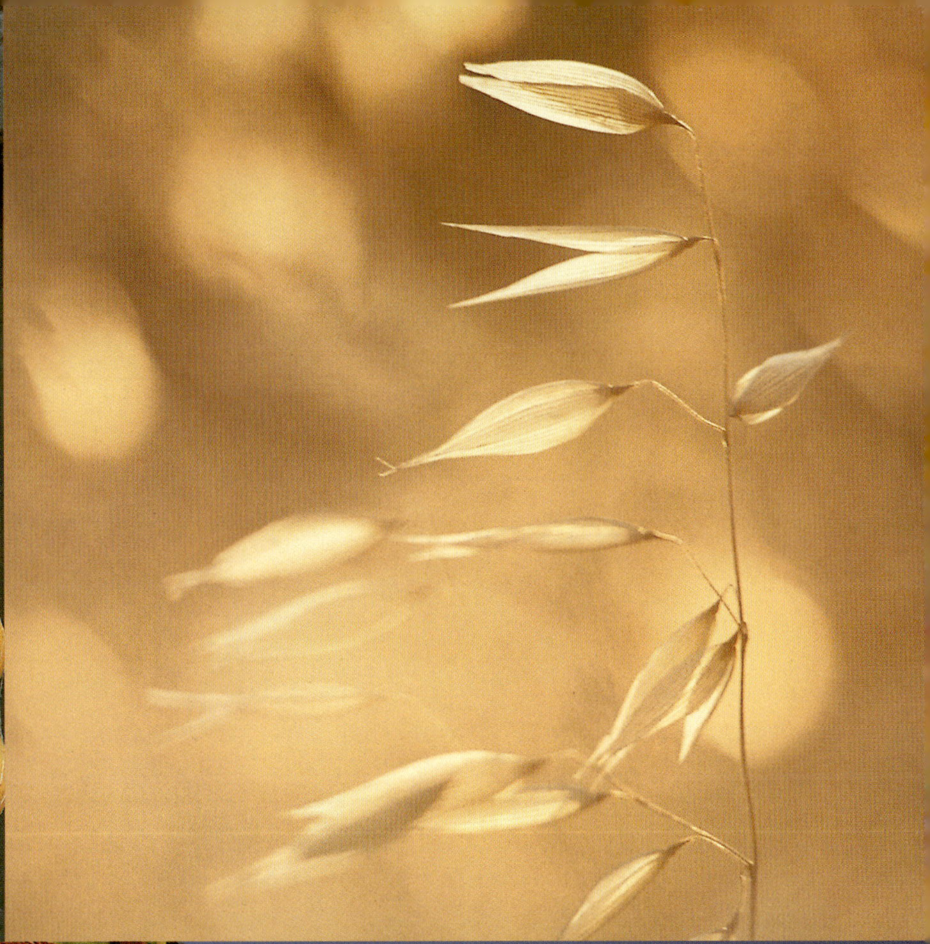

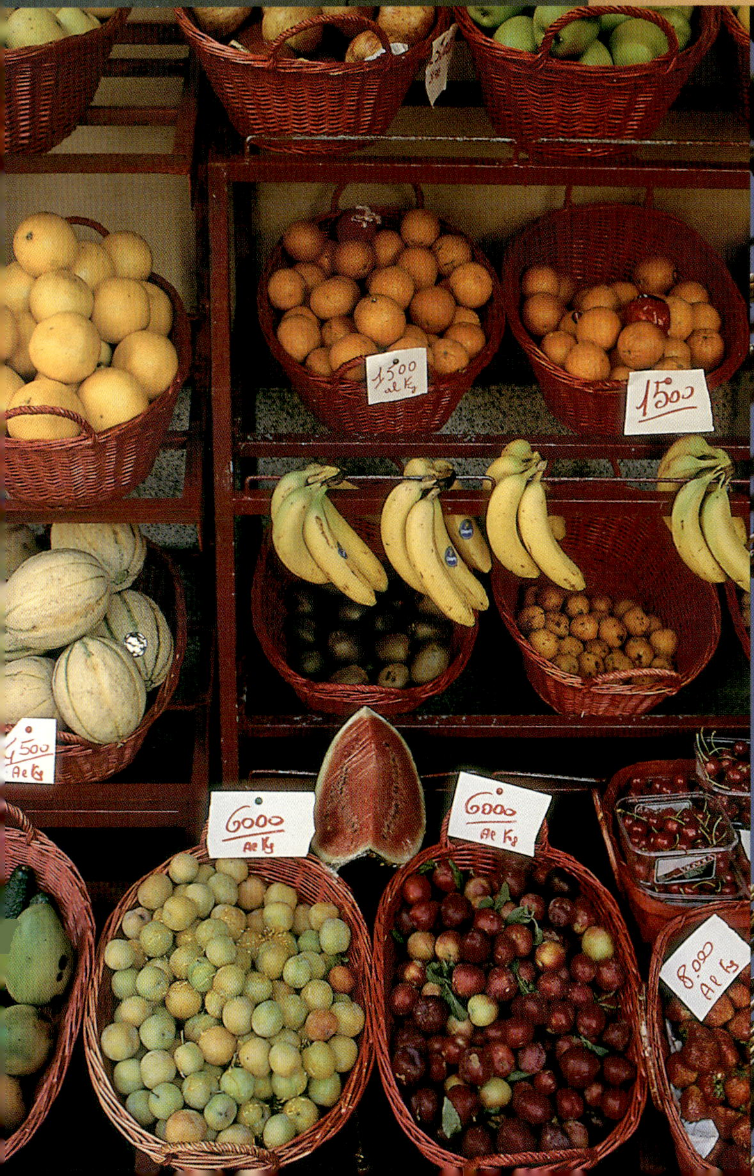
1500
6000
6000

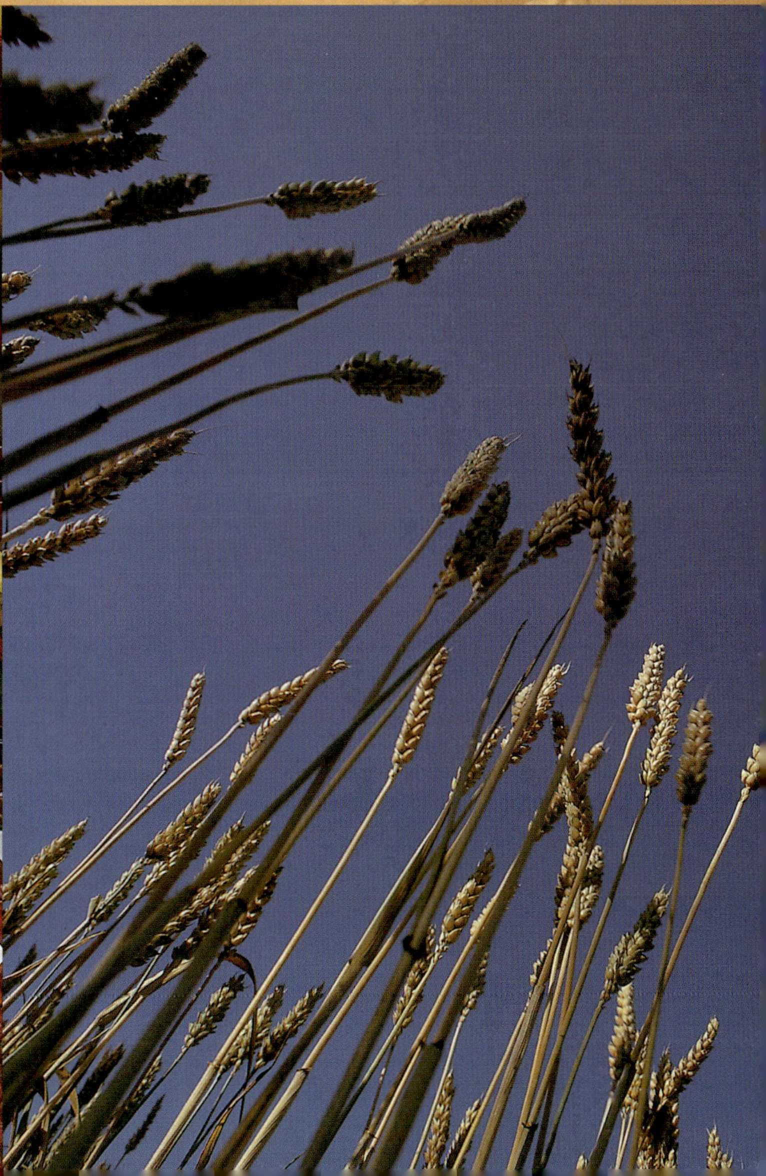

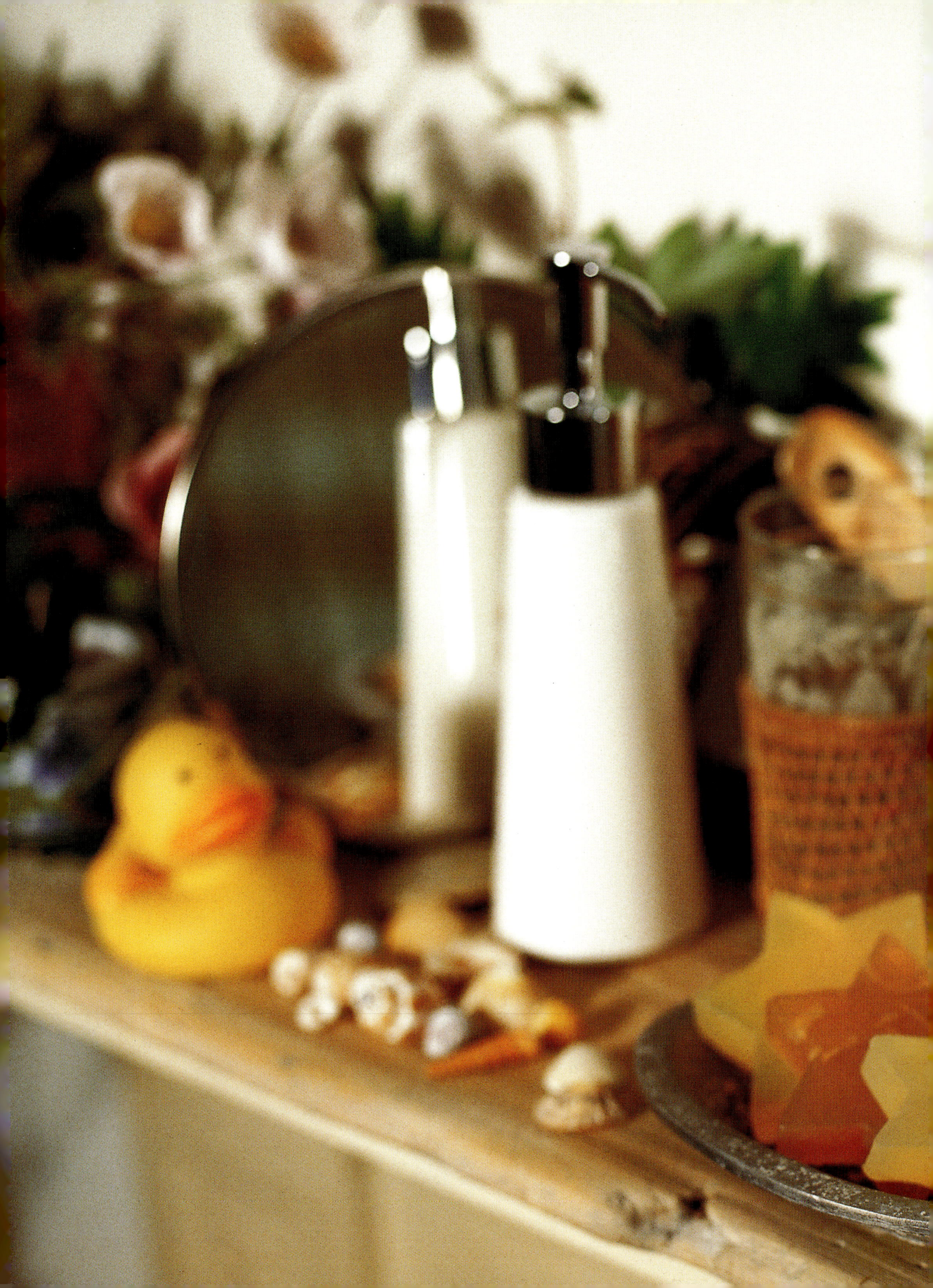

1 Alles über Seife

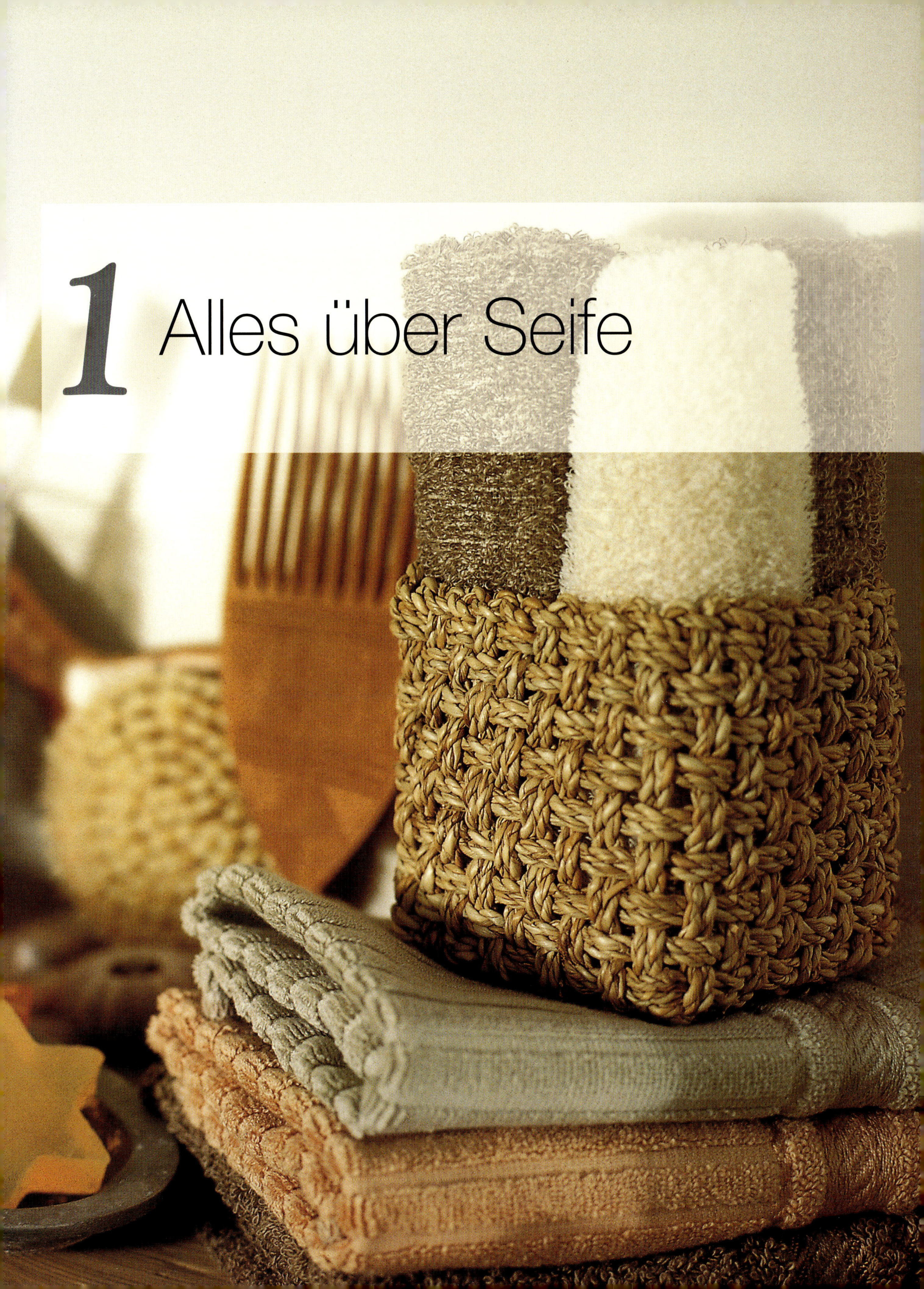

Alles über Seife

Das Zitat auf Seite 17 beschreibt in wenigen Worten, wie und warum Seife reinigt. Aus dem Zitat geht auch hervor, dass Seife hauptsächlich aus Natronlauge, Fett und Öl hergestellt wird, was nicht gerade vertrauenerweckend klingt! Bei den Rezepturen in diesem Buch werden daher Möglichkeiten aufgezeigt, Seife zu erzeugen, die sowohl haut- als auch umweltfreundlich ist. Unter Verwendung rein pflanzlicher Öle, Färbemittel und naturreiner ätherischer Öle sowie anderer natürlicher Inhaltsstoffe lassen sich Seifen herstellen, die natürlich aussehen und sich auch auf der Haut angenehm natürlich anfühlen.

Seife hat eine interessante Geschichte. Überlieferungen zufolge wurde Seife einst durch Zufall von den Sumerern entdeckt, die sie als Heilmittel für Verletzungen verwendeten, allerdings den reinigenden Effekt noch nicht erkannten. Die Ägypter und die Griechen übernahmen die Rezepturen zur Herstellung, doch erst die Römer erkannten die reinigende Wirkung (Anm. der Übers.). Auf dem römischen Hügel Sapo wurden zu jener Zeit den Göttern Tieropfer dargebracht. Die Frauen wuschen damals ihre Wäsche im Tiber, der am Fuße des Hügels vorbeifloss. Eines Tages bemerkten sie eine seifige Mischung aus Tierfett und alkalihaltiger Holzasche, die den Hügel herab vom Fluss angeschwemmt wurde. Kaum kam diese Mischung mit den Kleidungsstücken in Berührung, schien sich der Schmutz, der sich auf ihnen befand, auf geheimnisvolle Weise in Luft aufzulösen. Diese Entdeckung führte zur Herstellung der ersten Seifen-Produkte, die sich bald großer Beliebtheit erfreuten.

Nach dem Untergang des Römischen Reiches nahm das Interesse der Europäer an Wasch- und Reinigungsutensilien ab. Erst ab dem 7. Jahrhundert n. Chr. wurden in Italien, Frankreich und Spanien wieder in geringen Mengen Seifen hergestellt – allerdings nur als Luxusartikel für die wohlhabende Bevölkerungsschicht. Die Herstellung einfacherer Seifen aus Tierfett wurde erst mit der Zeit Teil des dörflichen Lebens.

Anfänglich wurden Tierfette zur Seifenherstellung verwendet. Auch heute gelangt in der industriellen Seifenproduktion noch Talg[1] zum Einsatz, wobei rein pflanzliche Seifen immer mehr an Bedeutung gewinnen. Dem Anspruch dieses Buches folgend, werden in allen der hier angegebenen Rezepturen ausschließlich Pflanzenöle verwendet.

Tierische Fette enthalten einen hohen Anteil an gesättigten Fettsäuren, die zu einer Verstopfung der Hautporen beitragen sowie Mitesser und andere Hautunreinheiten verursachen können. Bei Menschen mit empfindlicher Haut kann Talg Ekzeme und Allergien auslösen. Dennoch werden Tierfette in der Seifenproduktion eingesetzt, weil sie einerseits beträchtlich billiger sind als Pflanzenöle und andererseits einfacher zu verarbeiten sind, da sie höhere Temperaturen vertragen und berechenbarer sind als pflanzliche Öle.

Bio-Geschäfte und Naturkosmetikläden bieten hochwertige, aus biologisch kontrolliertem Anbau stammende und rein pflanzliche Seifen an, die unbedenklich sind und eine Wohltat für die Haut darstellen, preislich jedoch zumeist nicht gerade günstig sind. Bei selbstgemachten Seifen ist immer darauf zu achten, hochwertige Rohstoffe zu verwenden, die auch dem jeweiligen Hauttyp angepasst sind. Sind erst einmal die nötigen Basismaterialien und -inhaltsstoffe beschafft, kann es durchaus sein, dass man bald entdeckt, dass sich durch die eigene Seifenproduktion auch Geld sparen lässt.

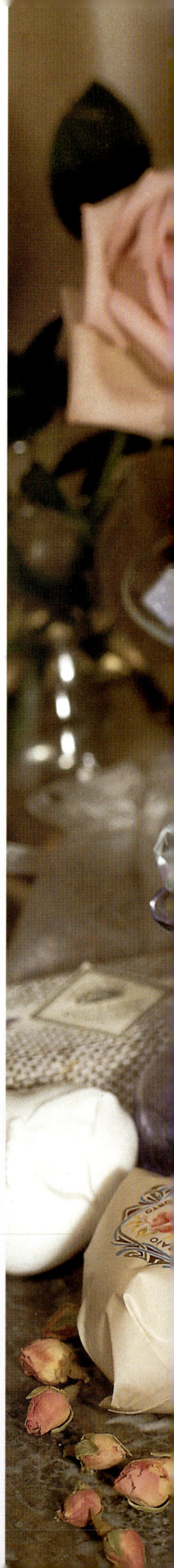

1 *Geschmolzenes Körperfett von Wiederkäuern.*

„Seife ist eine chemische Verbindung von Natronlauge und Fett oder Öl. Das Seifenmolekül hat zwei Enden mit jeweils unterschiedlichen Lösungseigenschaften. Das eine Ende ist wasseranziehend und fettunlöslich, das andere Ende wasserabweisend und fettlöslich. Und obwohl sich Fett und Wasser normalerweise nicht vermischen, gelingt der Seife gerade dieses Kunststück."

Ian Marshall, Arzt, Psychotherapeut und Autor

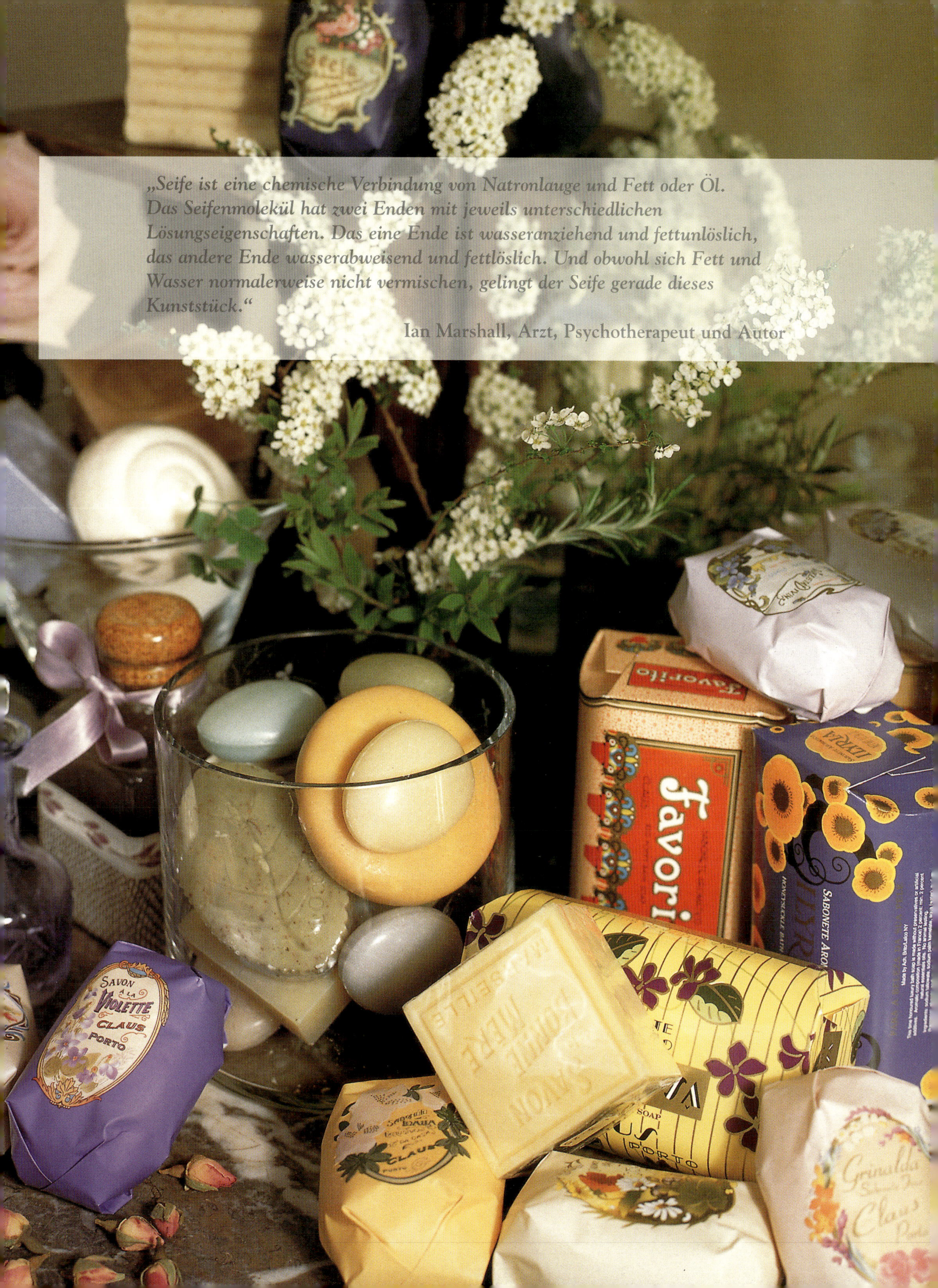

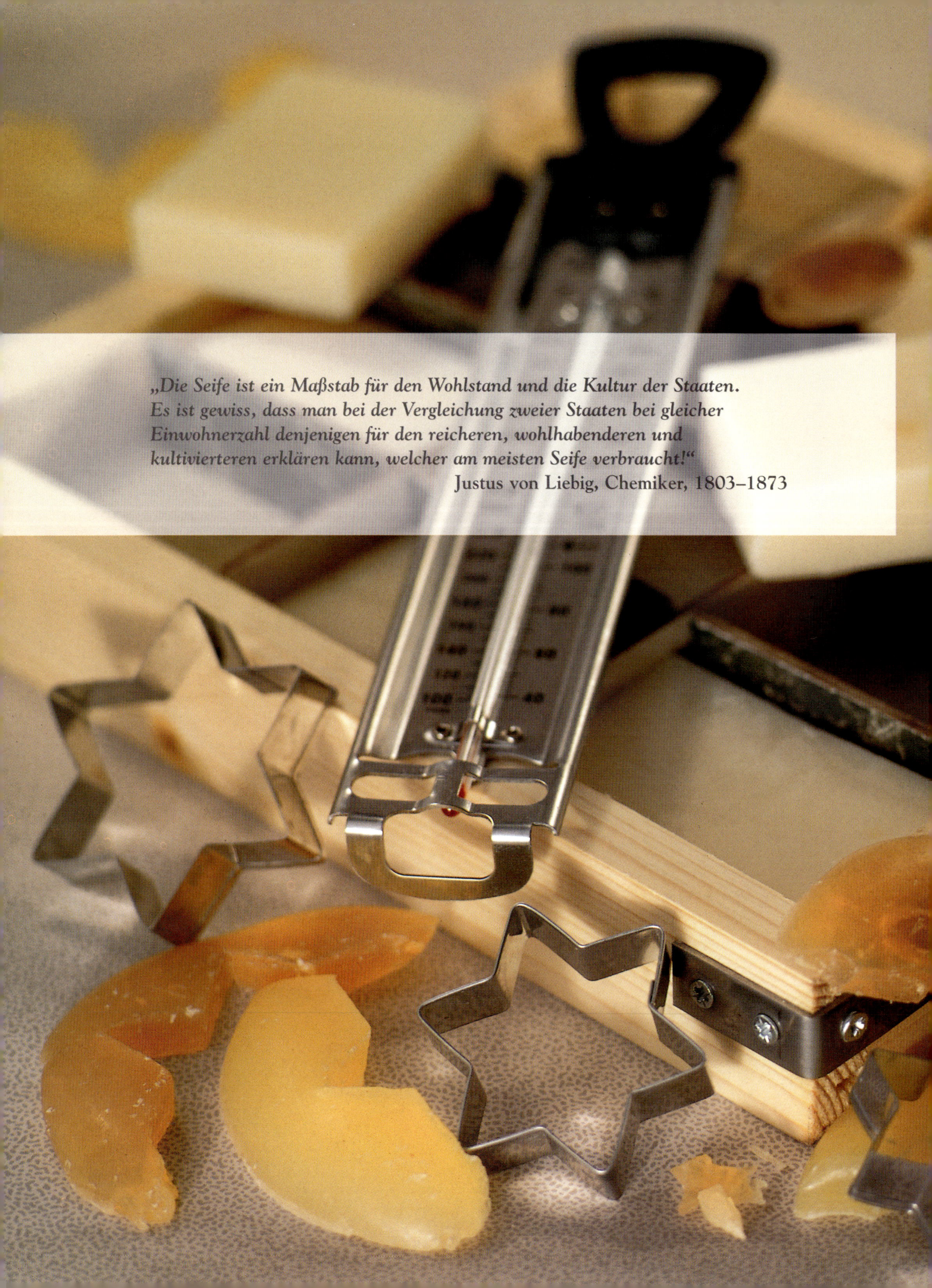

„Die Seife ist ein Maßstab für den Wohlstand und die Kultur der Staaten. Es ist gewiss, dass man bei der Vergleichung zweier Staaten bei gleicher Einwohnerzahl denjenigen für den reicheren, wohlhabenderen und kultivierteren erklären kann, welcher am meisten Seife verbraucht!"

Justus von Liebig, Chemiker, 1803–1873

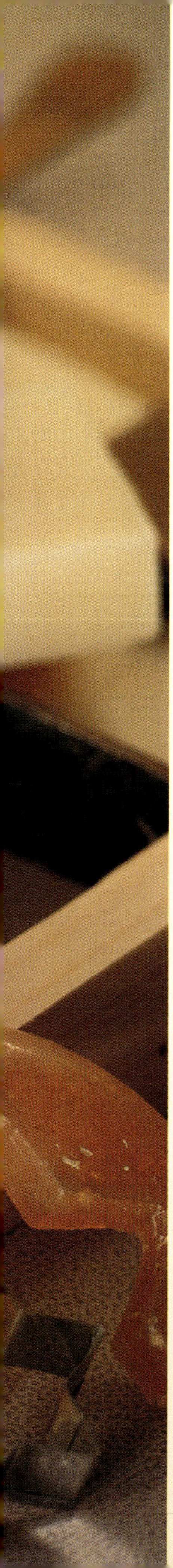

Was wird benötigt?

Einen Großteil der Grundausstattung für die Seifenherstellung findet man in der Küche. Es sind daher wahrscheinlich keine größeren Anschaffungen notwendig. Achten Sie stets darauf, nach dem Seifenmachen alle Küchenutensilien gründlichst zu reinigen, bevor Sie sie wieder zum Kochen verwenden.

Folgende Arbeitsgeräte werden benötigt:

- Waage – vorzugsweise eine Digitalwaage. Ein möglichst grammgenaues Abwiegen der festen wie auch der flüssigen Ingredienzien ist besonders beim Kaltverfahren von größter Bedeutung
- eine große Pfanne beziehungsweise ein Topf aus rostfreiem Edelstahl oder Keramik, der durch die Natronlauge (Vermischen von Wasser und Natriumhydroxid) nicht angegriffen werden kann (eventuell Gemüsedämpfer oder Simmertopf notwendig).
- eine große laugenresistente Glasschüssel
- eine Käsereibe
- ein scharfes Messer
- einen großen und einen kleineren Messbecher aus Glas
- einen Stabmixer (kein Aluminium!) oder einen Rührbesen
- ein Küchenthermometer
- Gummihandschuhe und eine Schutzbrille – bei Kontakt mit der Haut können das Natriumhydroxid und die Lauge schlimme Verbrennungen verursachen, weshalb hier ein sorgfältiger und vorsichtiger Umgang unbedingt notwendig ist. Handschuhe und Schutzbrille unbedingt während des gesamten Herstellungsprozesses von kalt gerührter Seife tragen!
- ein Löffel aus Holz oder rostfreiem Edelstahl
- einen Mörser mit einem Stößel
- Seifenformen: entweder spezielle Seifenförmchen und Seifenstempel oder Keks-, Pudding- oder Kuchenbackformen; kleine Becher oder Schüsseln, eventuell sogar kleine Kartonschachteln. Die meisten Rezepte sind für zwölf Stück Seife ausgelegt (ausgehend von Standardseifenförmchen). Bei Pudding- oder Kuchenbackformen, Bechern oder Schüsseln ist immer das Volumen der jeweiligen Form im Vergleich zu einem Standardseifenstück zu berücksichtigen. Wichtig: immer ausreichend Formen bereitstellen.
- Plastikfolie
- Wachspapier
- Keksausstecher: diese eignen sich hervorragend, um den Seifen eine besonders ansprechende Form zu geben.

Für die verschiedenen Seifenarten werden auch verschiedene Zutaten benötigt. Daher empfiehlt es sich, vor dem Ausprobieren eines Rezeptes die Zutatenliste genau durchzusehen, um sicherzugehen, dass alles, was gebraucht wird, auch vorhanden ist. Viele Basiszutaten und einige andere Ingredienzien können nur in Spezialgeschäften bezogen werden (siehe S. 126–127). Nachfolgend eine Auflistung von Basis-Ingredienzien:

- Basisöle: Kokosöl, Sojaöl, Leichtes Olivenöl
- beim Kaltverfahren: Natriumhydroxid (Plättchen)
- Seifenflocken, Flüssigseifenbasis, Duschgelbasis, Schaumbadbasis oder Shampoo-Grundlage
- einen Block Glyzerinseife
- verschiedene ätherische Öle
- Kräuter, getrocknete Blumen, fein gemahlene Hagebutten, Haferflocken und Gewürze für Naturfarben und interessante Strukturen der Seifen
- Hautpflege- und Nährstoffe wie Sheabutter, Kakaobutter, Mandelöl, Avocadoöl, Jojobaöl, Hagebuttenöl, Bienenwachs, Monoi-Öl, Honig oder flüssiges Glyzerin

Grundtechniken

Der Herstellungsprozess von Seife im Kaltverfahren ist komplex, aber lassen Sie sich davon nicht abschrecken. Die folgenden Anleitungen vervollständigen die einzelnen Kaltrühr-Rezepturen in Kapitel 5 und unterstützen Sie dabei, erfolgreich selbst Seife herzustellen.

Kaltgerührte Seife entsteht bei der Verseifung. Dabei kommt es zu einer chemischen Reaktion zwischen einer Säure (Öle) und einem basischen Stoff (Lauge). Base und Säure vermischen sich zu einer siruparigen Mixtur, die zum Erkalten in Formen gefüllt wird. Wichtig ist beim Kaltverfahren, dass Öle und Lauge die richtigen Temperaturen haben und beide Bestandteile beim Vermischen die gleiche Temperatur (zwischen 35 und 38 °C) aufweisen, was gar nicht so leicht zu bewerkstelligen ist, da sich das Natriumhydroxid beim Kontakt mit Wasser auf weit mehr als 38 °C erwärmt. Das bedeutet, dass man die Lauge abkühlen lassen muss, während man die Öle auf die richtige Temperatur erwärmt. Hierfür ist es hilfreich, eine Schüssel kalten Wassers bereitzustellen, in der Sie die Lauge abkühlen lassen können, bis sie die Temperatur der Öle erreicht hat. Das Gleiche gilt, falls Sie die Öle unabsichtlich zu sehr erhitzt haben sollten.

Beim Vermischen der Öle mit der Lauge ist darauf zu achten, die Lauge unter ständigem Rühren langsam in die Öle einfließen zu lassen. Passen Sie auf, dass nichts von der Mischung aus dem Behälter spritzt. Sobald Sie die gesamte Lauge mit den Ölen vermischt haben, rühren Sie so lange weiter, bis die Masse einzudicken beginnt. Erfolgreiches Eindicken erkennen Sie daran, dass die Mixtur einen undurchsichtigen Ton annimmt und so dick ist, dass man an der Seifenoberfläche ein Muster auftragen kann, ohne dass dieses sich in der Seifenmasse auflöst. Achten Sie stets darauf, nicht zu kraftvoll umzurühren, damit sich keine Luftbläschen bilden – allerdings kräftig genug, um zu gewährleisten, dass sich die beiden Flüssigkeiten gründlich miteinander vermischen.

Abhängig von der Rezeptur dickt die Seife üblicherweise nach frühestens 15 Minuten, spätestens jedoch nach einigen Stunden ein. Hier ist Geduld gefragt. Sollte die Masse nach einer Stunde noch immer nicht eingedickt sein, nehmen Sie die Masse vom Herd und rühren Sie sie gelegentlich um. Wenn das Mengenverhältnis von Ölen und Lauge nicht gestimmt hat oder die beiden Bestandteile nicht genau die gleiche Temperatur gehabt haben, dann kann es vorkommen, dass der Eindickungsprozess bis zu 48 Stunden dauert. Falls die Seifenmasse bis dahin immer noch nicht eingedickt ist, wird sie es auch später nicht mehr tun. In solchen Fällen entsorgen Sie am besten die Masse und beginnen von Neuem.

Nach dem Eindickungsprozess können Sie ätherische Öle, Farben, Nährstoffe und andere Ingredienzien hinzufügen, um der Seife die gewünschte Struktur zu verleihen. Stellen Sie stets sicher, dass Ingredienzien, wie getrocknete Blüten oder Haferflocken, immer fein gemahlen sind. Nährende Zutaten, wie etwa Honig, müssen vor dem Beimengen stets leicht erwärmt werden, damit die warme Seifenmasse durch die Zugabe kalter Substanzen nicht „geschockt" wird. Nachdem Sie alle Zutaten hinzugefügt haben, bereiten Sie die Seifenformen vor, indem Sie sie mit ein wenig Öl einfetten, um die Seifen später problemlos aus den Formen entfernen zu können. Gießen Sie die Flüssigkeit nun langsam in die Formen, bedecken diese mit Plastikfolie oder Karton, stellen sie an einen warmen Ort und decken sie mit Tüchern oder Decken zu. Dadurch wird sichergestellt, dass die Seifen langsam abkühlen und sich der Verseifungsprozess auf diese Weise fortsetzen kann. Decken Sie die Seifenformen nach 24 Stunden ab und lassen Sie sie zwischen vier und sieben Tage ruhen.

Schauen Sie regelmäßig nach den Seifen und entfernen Sie sie aus den Formen, sobald sie formstabil und hart genug sind, dass man sie schneiden kann. Falls Sie eine große Seifenform verwendet haben, dann schneiden Sie den Seifenblock in einzelne Seifenstücke. Vergessen Sie dabei nie, Gummihandschuhe zu tragen, da in diesem Herstellungsstadium der Verseifungsprozess noch nicht abgeschlossen ist und die verbleibende Säure weiterhin zu Hautirritationen führen kann. Lassen Sie die Seifen nun für mindestens drei bis vier Wochen an einem warmen, trockenen Ort ruhen und drehen Sie die Seifen während dieser Zeit einmal um. Nach Ablauf dieses Trocknungsprozesses, bei dem die Seifen hart und mild werden, ist die Seife gebrauchsfertig.

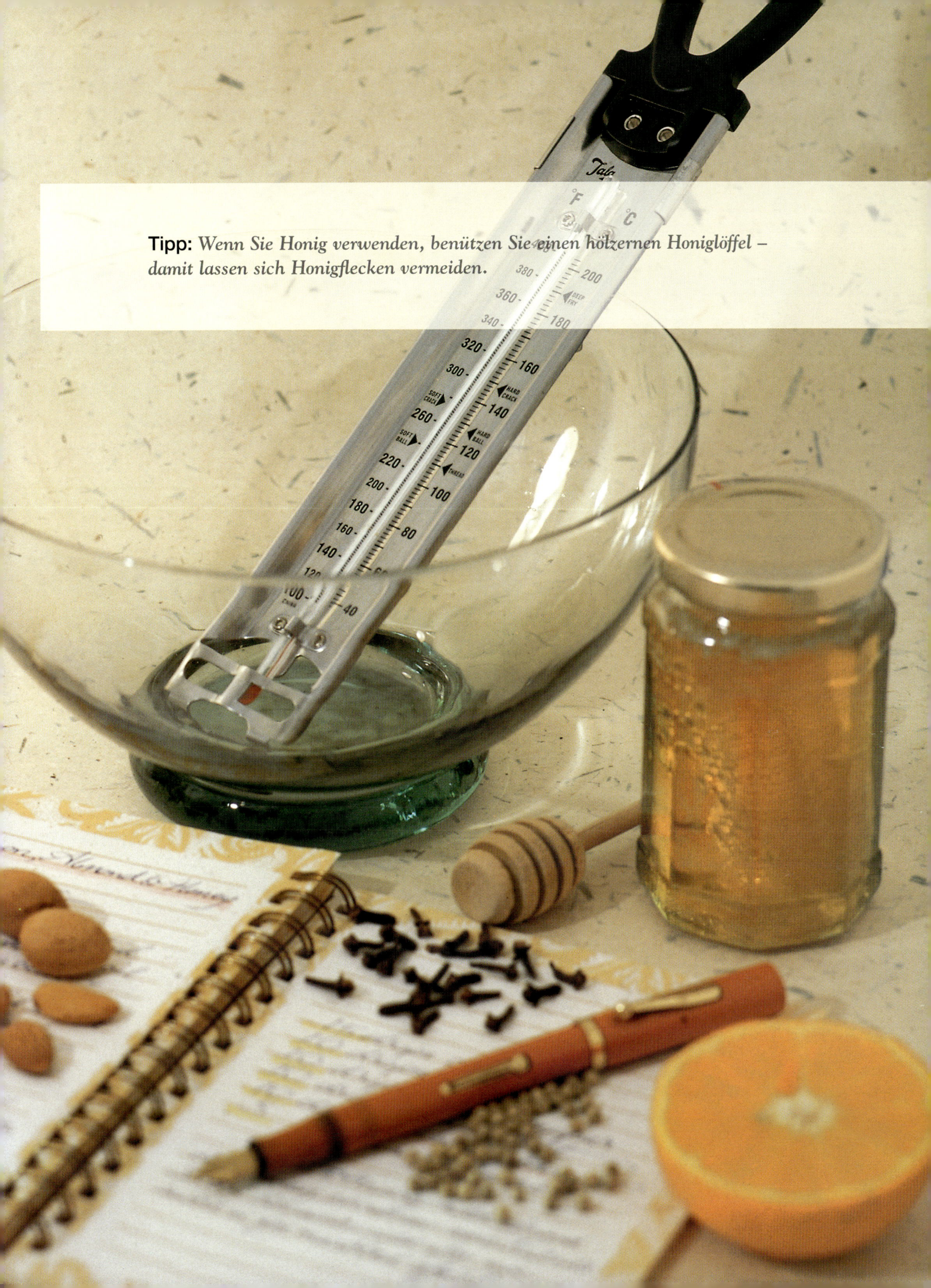

Tipp: *Wenn Sie Honig verwenden, benützen Sie einen hölzernen Honiglöffel – damit lassen sich Honigflecken vermeiden.*

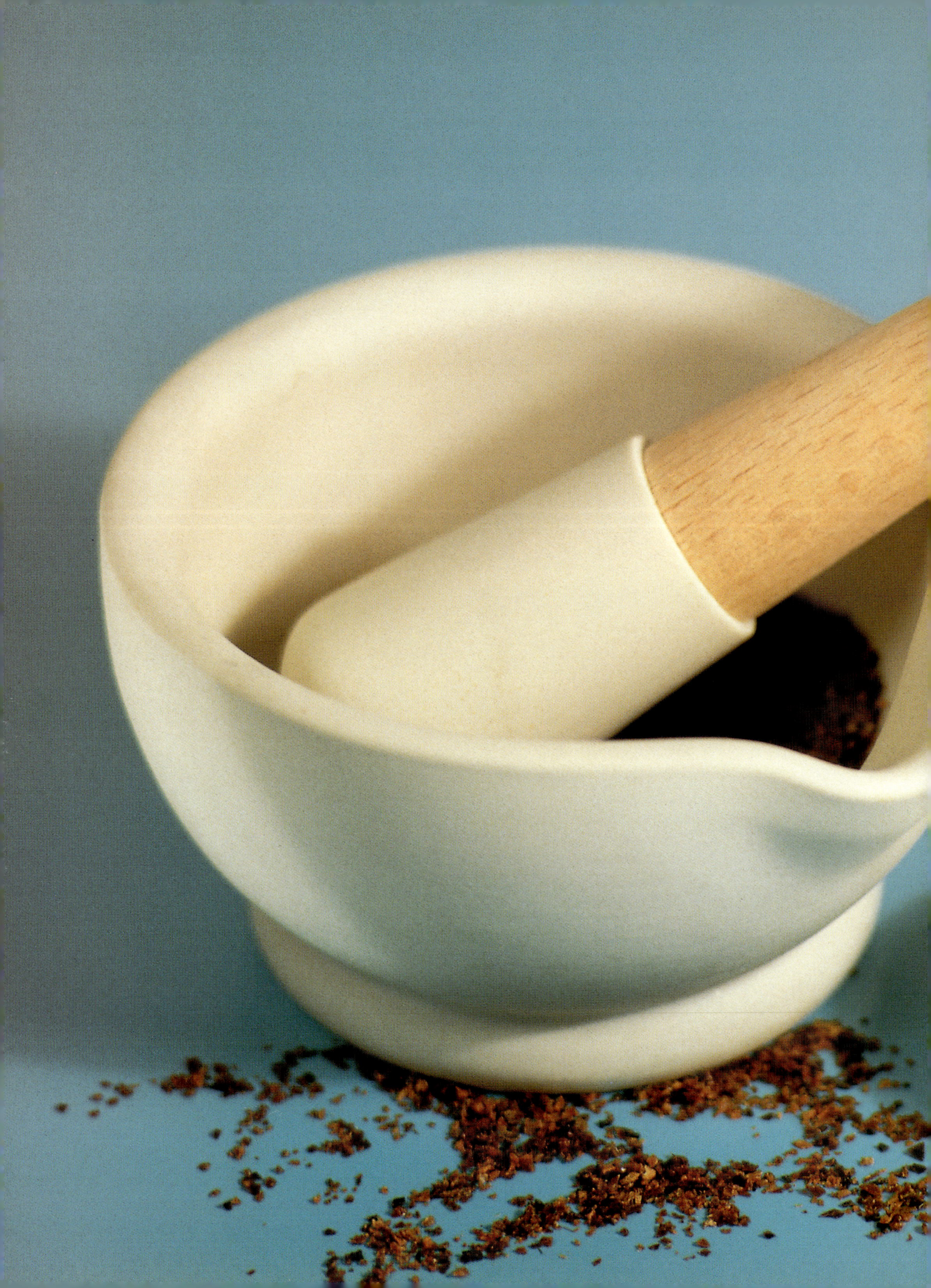

2 Ätherische Öle und natürliche Farben

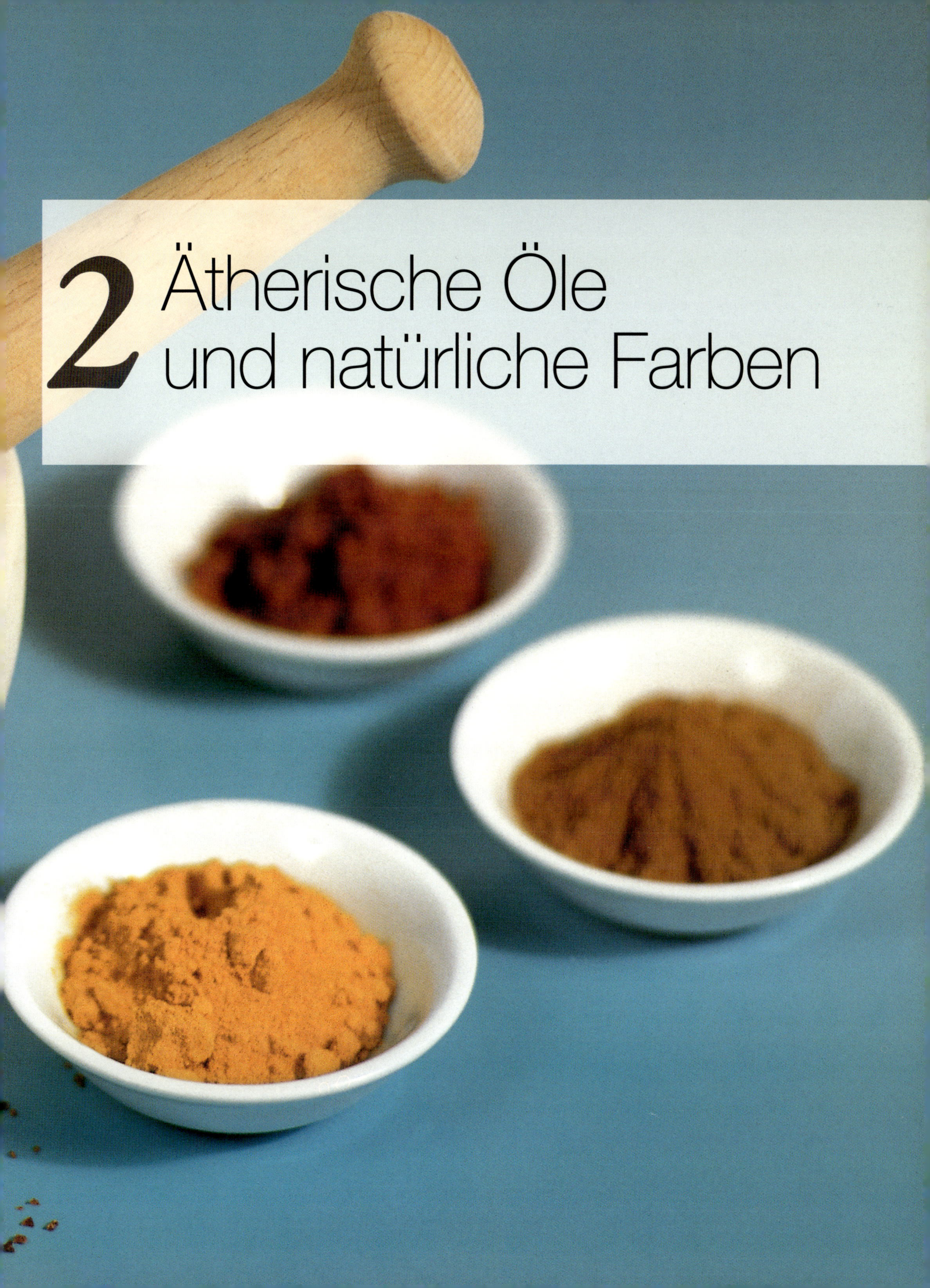

Die wichtigsten naturreinen ätherischen Öle und ihre Düfte

Ätherische Öle sind ein Geschenk der Natur. Es handelt sich hierbei um Duftstoffe, die aus verschiedenen Pflanzenteilen gewonnen werden. Es empfiehlt sich, für die Seifenherstellung Öle zu verwenden, die aus kontrolliert biologischem Anbau (kbA) stammen und naturrein sind, also ausschließlich aus Öl aus der angegebenen Stammpflanze bestehen. Im Folgenden finden Sie eine Auflistung der wichtigsten ätherischen Öle, die in den vorliegenden Rezepturen verwendet werden, sowie eine Kurzcharakterisierung der jeweiligen Düfte. Steht am Ende der Beschreibung der Buchstabe Ⓢ, so bedeutet dies, dass das betreffende Öl nicht während der Schwangerschaft verwendet werden soll. Der Buchstabe Ⓗ steht für mögliche Hautreizungen, die durch die Anwendung des Öls verursacht werden können.

Basilikumöl/Heiliges Basilikum Ⓢ
(ocimum basilicum/o. sanctum)
Basilikum erfreut sich vielerorts als Gewürzpflanze in der Küche großer Beliebtheit. Das Öl dieser Pflanze hat einen süßen, grünen und krautartigen Duft mit einer würzigen Süßholznote. Heiliges Basilikum hat einen ähnlichen, intensiveren und süß-kampferartigen Geruch.

Bergamotte *(citrus bergamia)* Ⓗ
Bergamotte wird hauptsächlich in Italien angebaut, das daraus gewonnene Öl gilt als das feinste aller Zitrusöle. Es hat einen süßlichen, zitrusfrischen Duft mit einer warmen, zartblumigen, balsamischen Note.

Echte Kamille/Römische Kamille Ⓢ
(matricaria chamomilla/anthemis nobilis)
Kamille wird gerne für Tees verwendet. Neben dem warmen, blumigen Duft des Kamillenöls kommt im Geruch auch eine krautige, bittere und apfelartige Note durch.

Weihrauch/Somalischer und Arabischer Weihrauch *(boswellia/boswellia carteri)*
Weihrauch riecht im wahrsten Sinne des Wortes „göttlich", in vielen Kulturen wurde er als Opfergabe an die Götter verbrannt. Weihrauchöl zeichnet sich durch einen zitronigen, terpentinartigen Duft mit balsamisch-rauchiger, kampferartiger Note aus.

Rosengeranie *(pelargonium graveolens)* Ⓢ
Die Rosengeranie versprüht – wie ihr Name schon sagt – einen rosenähnlichen Duft, wobei das Öl dieser Pflanze bei Weitem kostengünstiger herzustellen ist als Rosenöl. In der Parfümindustrie wird Geraniumöl zum Strecken von Rosenöl verwendet. Geraniumöl hat einen leichten, grünen Duft mit weicher, blumig-rosiger Note.

Ingwer *(zingiber officinalis)*
Ingwer wird oft in der Küche und für Tees verwendet und verfügt über verdauungsfördernde, stoffwechselanregende Eigenschaften. Ingweröl hat einen scharfen, grünen Duft mit einer süßen, holzigen und feurig-würzigen Note.

Jasmin *(jasminum officinale)* Ⓢ
Jasmin begeistert viele Menschen aufgrund seines äußerst intensiven, berauschenden Dufts, dessen Intensität jedoch mit der Zeit abnimmt. Neben seinem süßlichen, blumigen und exotischen Geruch weist Jasmin aber auch eine warme, berauschende, honigähnliche Note auf.

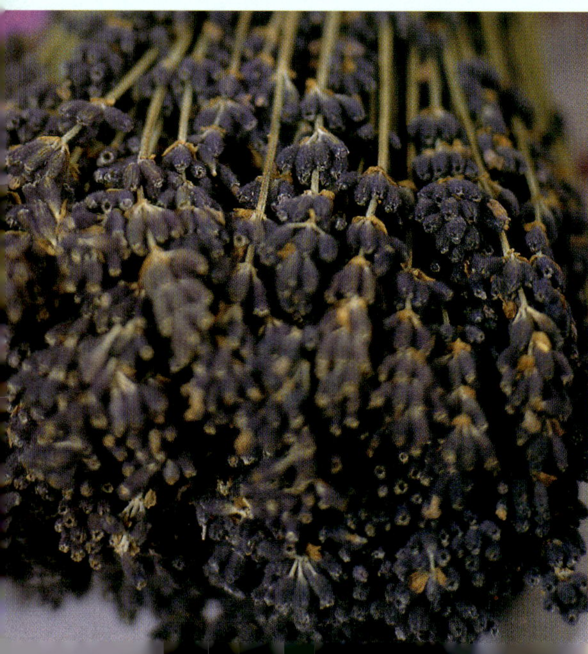

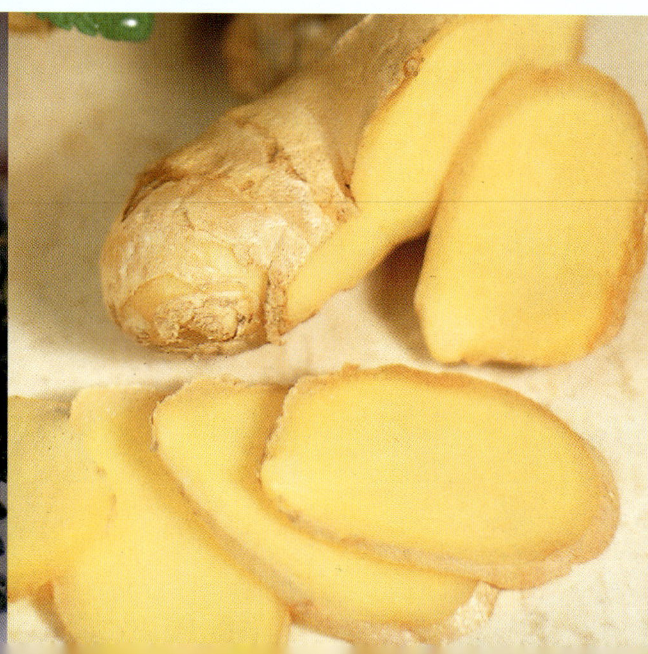

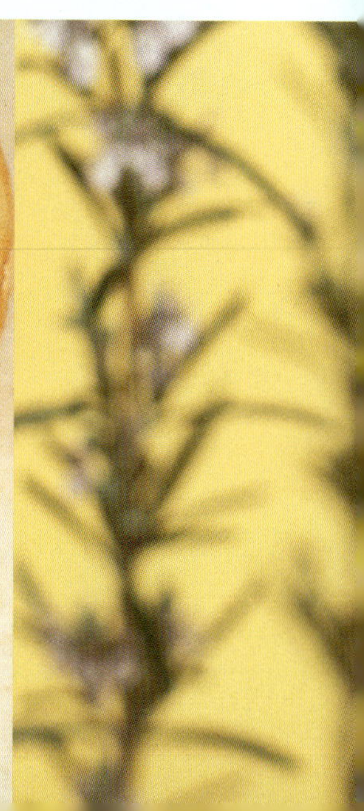

Lavendel *(lavandula angustifolia/lavandula vera)*
Lavendelöl ist wohl das beliebteste und am weitesten verbreitete ätherische Öl. Mit seinem reinen, frischen, blumigen Duft, begleitet von einer zarten, grünen und krautigen Note, ruft es vor dem geistigen Auge Bilder der klassischen Englischen Gärten ins Gedächtnis.

Zitrone *(citrus limon)* (H)
Der frische Zitrusduft spielt besonders in der Reinigungsmittelindustrie eine große Rolle. Der reine, frische, scharfe Duft mit zart-süßlicher Note eignet sich aber auch hervorragend für die Herstellung von Seifen.

Neroli[1] *(citrus aurantium)*
In manchen Kulturen wurde Neroli traditionell in Hochzeitsbouquets eingearbeitet. Neroli bezaubert mit seiner beruhigenden und entspannenden Wirkung, dem lieblichen, frischen, blumigen Duft und seiner warmen, betörenden, bitter-süßen Note.

Orange *(citrus sinensis)*
Orangenöl kann aus einer Vielzahl süßer Orangensorten gewonnen werden. Der Duft des im englischen Sprachraum auch als „Smiley oil" (:-) bekannten Öls hat etwas Heimeliges, Fröhliches und Wärmendes. Ergänzt wird der charakteristische süße, frisch-fruchtige Orangenduft durch eine strahlende, sinnliche Note.

Rose *(rosa centifolia/damascena)* (S)
Die Rose wird als Inbegriff der Romantik oft als Königin der Blumen bezeichnet. Trotz der großen Sortenvielfalt ähneln sich alle Rosen in gewissem Maße in ihrem süßlich-blumigen Duft, der durch eine dunkle, honigähnliche Note abgerundet wird.

Rosmarin *(rosmarinus officinalis)* (S)
„Da ist Rosmarin, das ist für die Treue" – lässt Shakespeare Ophelia zu Hamlet sagen. Rosmarin gilt als Symbol der Erinnerung und der Treue und wirkt anregend auf den Geist. Rosmarin hat einen scharfen, frischen, grünen, stark krautigen und kampferartigen Geruch.

Rosenholz *(aniba rosaeodora)*
Rosenholz zählt heute zu den gefährdeten Baumarten. Daher sollte beim Kauf ätherischen Rosenöls unbedingt darauf geachtet werden, dass dieses aus Rosenholzbeständen stammt, die eine nachhaltige Nutzung garantieren. Der zugleich zurückhaltende als auch intensive zart-blumige Duft dieses Öls wird durch eine süßliche, holzige Note abgerundet.

Sandelholz *(santalum album)*
Der warme, schwere Duft dieser Pflanze nimmt mit der Zeit an Intensität zu, was Sandelholzöl den am längsten anhaltenden Duft aller ätherischen Öle verleiht. Charakteristisch für den Geruch ist der süße, holzige, rosenähnliche Duft mit einer tiefen, balsamischen und orientalisch-würzigen Note.

Ylang-Ylang *(cananga odorata)*
Ylang-Ylang wird aufgrund seines exotisch-sinnlichen Dufts häufig in der Parfümindustrie eingesetzt. Sein Duft ist von intensiver Süße, mandelartig, blumig, mit tropischen Anklängen und einer leicht klebrig-süßen, cremigen und würzigen Note.

[1] *Neroli wird aus der Pomeranze oder aus der Orange großteils in nordafrikanischen Ländern gewonnen.*

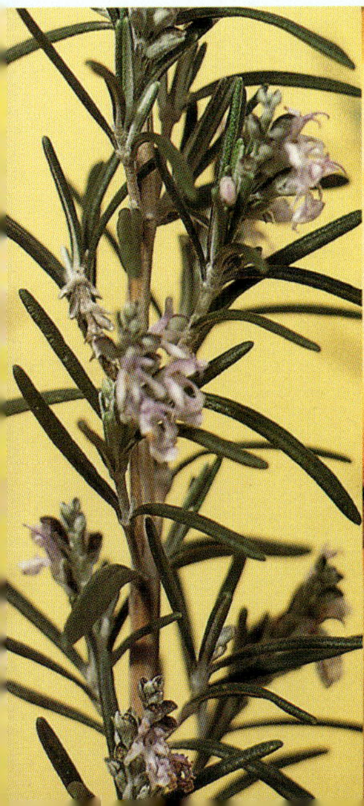
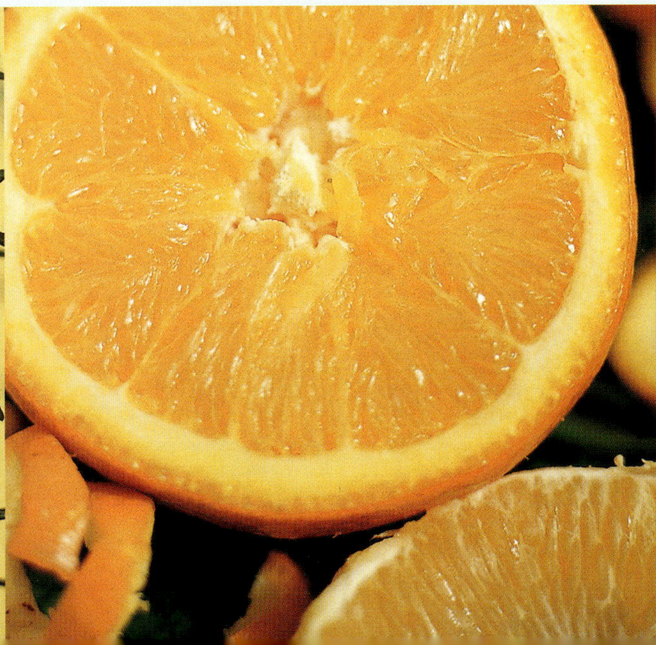
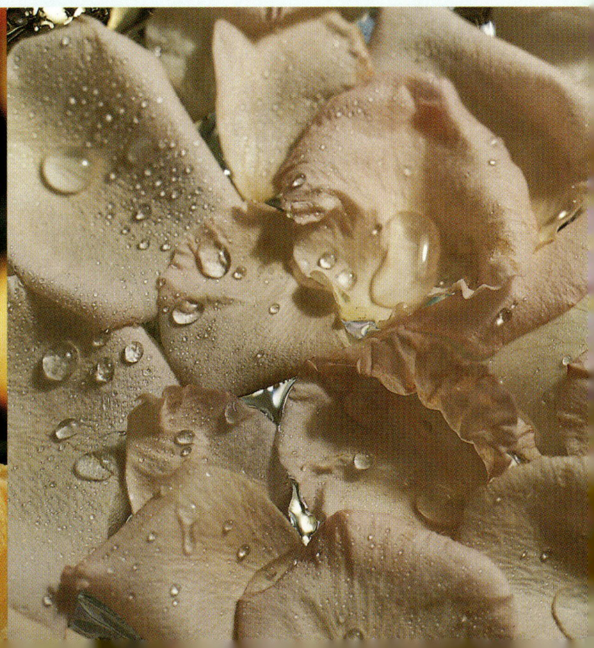

„Wenn es um die Wahl der Öle und das Verdünnungsverhältnis geht, sollten Sorgfalt und Hausverstand Hand in Hand gehen.“

Patricia Davis, Aromatherapeutin und Autorin

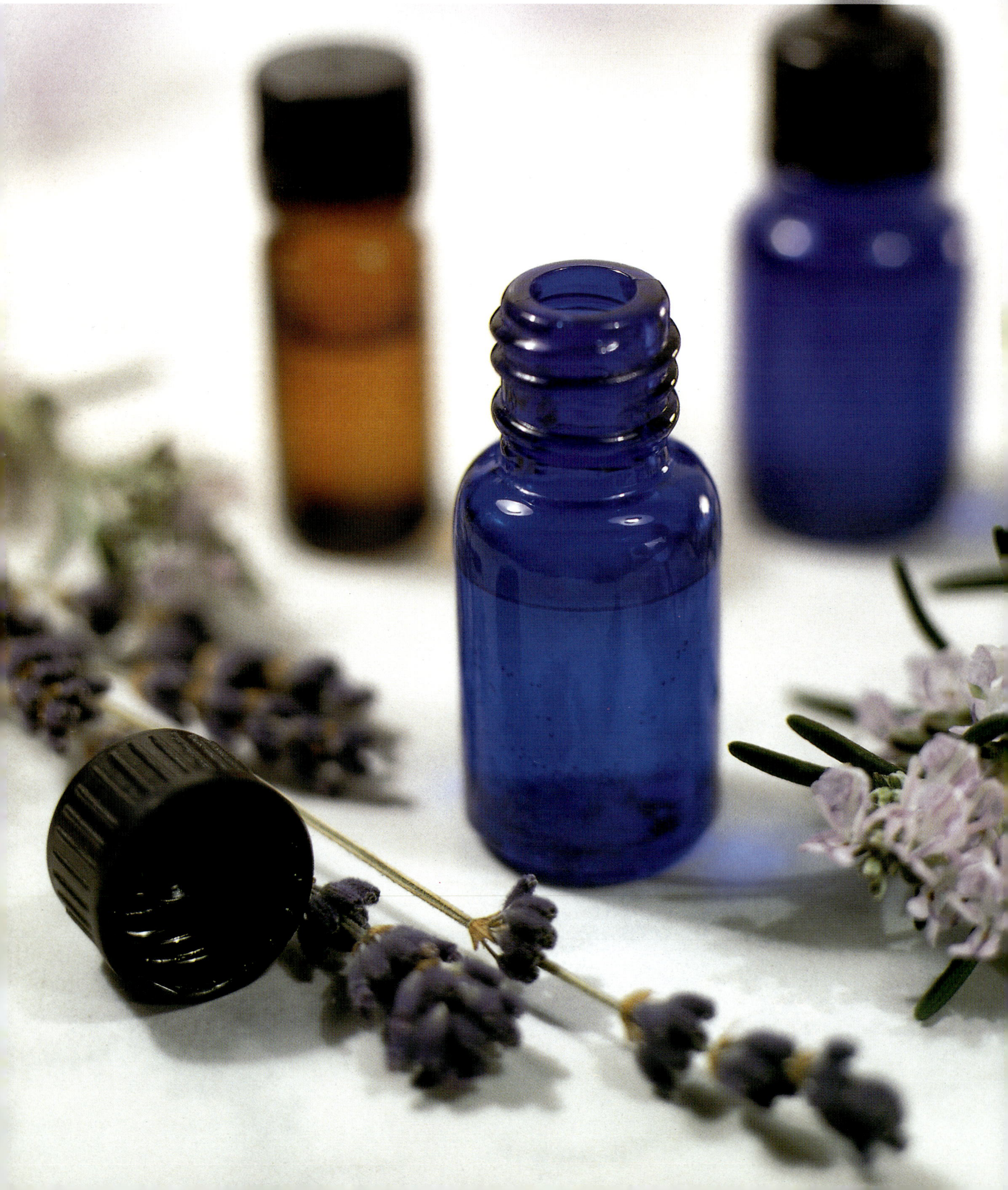

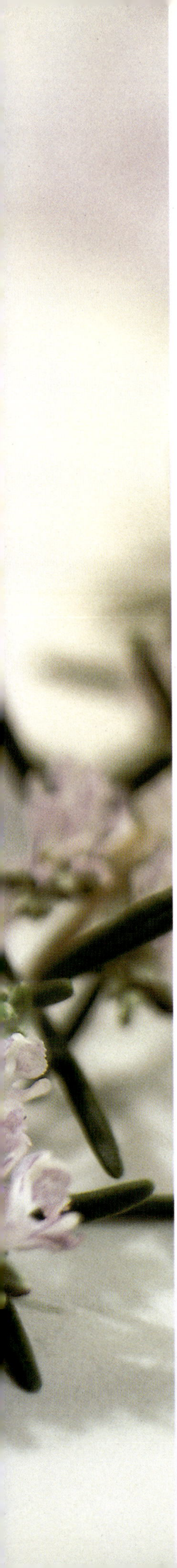

Über den sicheren Umgang mit ätherischen Ölen

Bei naturreinen ätherischen Ölen handelt es sich um hochkonzentrierte Öle. Dies wird besonders deutlich, wenn man weiß, dass für die Herstellung eines einzigen Tropfen Jasminöls Tausende Blütenblätter notwendig sind; genauso verhält es sich bei Rosenöl. Beim Umgang mit ätherischen Ölen sollte daher stets auf diese Konzentration Rücksicht genommen werden, um einen richtigen Einsatz der Öle sicherzustellen. Die folgenden Anweisungen gewährleisten einen sicheren Umgang mit ätherischen Ölen bei der Herstellung von Seifen und Parfüms.

- Aufgrund der hohen Konzentration und der starken Wirkung können ätherische Öle bei falschem Gebrauch toxisch, sprich giftig, wirken. Bei sorgfältigem Umgang und unter Befolgung nachstehender einfacher Anweisungen ist der Einsatz ätherischer Öle aber völlig unbedenklich.

- Ätherische Öle niemals oral (über den Mund) einnehmen! Selbst ausgebildeten Aromatherapeuten ist es gesetzlich verboten, eine orale Einnahme anzuregen.

- Der Kontakt des Öls mit Mund und Augen ist unbedingt zu vermeiden!

- Einige ätherische Öle können Hautirritationen hervorrufen, wenn sie unverdünnt auf die Haut aufgetragen werden. Eine unverdünnte Anwendung ist daher nicht zu empfehlen. Achten Sie stets darauf, dass Sie nur ordnungsgemäß verdünnte Öle auf Ihre Haut auftragen.

- Die Auflistung ätherischer Öle auf den Seiten 24–25 weist jene Öle aus, die bei empfindlicher Haut möglicherweise zu Hautirritationen führen können. Bei der Verwendung dieser, aber auch eines jeden anderen Öls kann es fallweise zu leichten Hautrötungen oder Juckreiz kommen. Sollte dies der Fall sein, tragen Sie am besten eine Basiscreme oder ein Basisöl, wie zum Beispiel Mandelöl, auf den betroffenen Hautpartien auf und legen danach ein kaltes, feuchtes Tuch darüber. Bedecken Sie die betroffenen Stellen so lange, bis Juckreiz oder Rötung verschwunden sind.

- Sie sollten die in den Rezepturen angegebenen Mengen von Ölen nie erhöhen und stets genau den Rezepturanweisungen folgen!

- Sollte unbeabsichtigt ein Tropfen ätherischen Öls in Ihre Augen gelangen, nehmen Sie eine geringe Menge Basisöl und verdünnen den Tropfen damit, um das Ganze dann mit einem weichen Tuch auszutupfen und das Auge mit reichlich kaltem Wasser auszuspülen.

- Einige wenige ätherische Öle, wie zum Beispiel Bergamotte und andere Zitrusöle, sind phototoxisch. Das bedeutet, dass sie unter starker Sonneneinwirkung Hautverfärbungen verursachen können. Durch die Verarbeitung zu Seife sind die Öle jedoch verdünnt und daher weitgehend ungefährlich. Vorsicht ist an heißen und sonnigen Tagen vor allem bei Bergamotte-hältigen Duftwassern geboten – ein paar Parfumtupfer hinterm Ohr richten aber noch keinen Schaden an!

So bringen Sie Farbe in die Seife!

Es gibt viele verschiedene Möglichkeiten, Seifen einzufärben, bei einigen davon kommen jedoch künstliche Zusatzstoffe zum Einsatz, die mitunter gesundheitsschädigend sein können. Leuchtend grüne, lila oder knallig pinkfarbene Seifen sind mit synthetischen Farbstoffen gefärbt und können dementsprechend unverträglich sein. Es ist überraschend einfach, Seifen mit Gewürzen und Kräutern aus biologischem Anbau einzufärben. Auch manche ätherischen Öle haben färbende Wirkung. Derart leuchtende Farben und eine gleichmäßige Färbung, wie unter der Verwendung synthetischer Farbstoffe, sind mit natürlichen Färbemitteln zwar nicht zu erreichen, dafür erhält man jedoch warme, erdige, ungleichmäßig gefärbte und natürlich aussehende Seifen.

Nachfolgend finden Sie eine Auflistung natürlicher Rohstoffe für das Färben Ihrer Seifen. Bei der Arbeit mit natürlichen Stoffen gibt es keine 100-prozentige Farbgarantie, aber gerade diese ungleichmäßigen Färbungen und oft überraschenden Farbtöne machen die eigene Seifenherstellung zu einem besonderen Vergnügen.

Kräuter, Gewürze und Wurzeln müssen stets fein gemahlen werden. Einen halben oder einen ganzen Teelöffel voll gemahlenen Pulvers in zwei Teelöffel erhitztes Pflanzenöl rühren, alles gut vermischen, größere Pflanzenreste mit einem Teesieb oder einem Kaffeefilter herausfiltern und dann das Gemisch in die Seife rühren. Bei der Verwendung ätherischer Öle ist immer zu beachten, dass sie den Seifen auch eine Duftnote verleihen.

Vorgehensweise: Zuerst zehn Tropfen einrühren; für eine kräftigere Farbe das Öl tropfenweise weiter zugeben, bis der gewünschte Farbton erreicht ist.

Farbe	**Ingredienz**
Gelb	Gelbwurz (Kurkuma)
Orange	Gelbwurz (Kurkuma) und Paprikapulver
Rot/Malve	Alkannawurzelpulver (Schminkwurz)
Pink	Hagebuttenpulver
Blau	Echte Kamille oder Öl der Blauen Zypresse (Scheinzypresse)
Grün	Öl der Blauen Zypresse (Scheinzypresse) und Gelbwurz
Braun	Zimt
Pfirsichfärbung	Paprikapulver

Diese Zutaten sollen lediglich als Anregungen für den Anfang dienen. Trauen Sie sich, auch mit anderen natürlichen Rohstoffen zu experimentieren! Variieren Sie die Mengen der Farbstoffe und des Öls, um verschiedene Farben, Töne und Schattierungen zu erhalten.

Tipp: *Während längeres kräftiges Durchrühren der Seife eine eher einheitliche Farbe gibt, verleiht ein schnelles Einwirbeln der Farben der Seife ein ansprechendes Wellenmuster.*

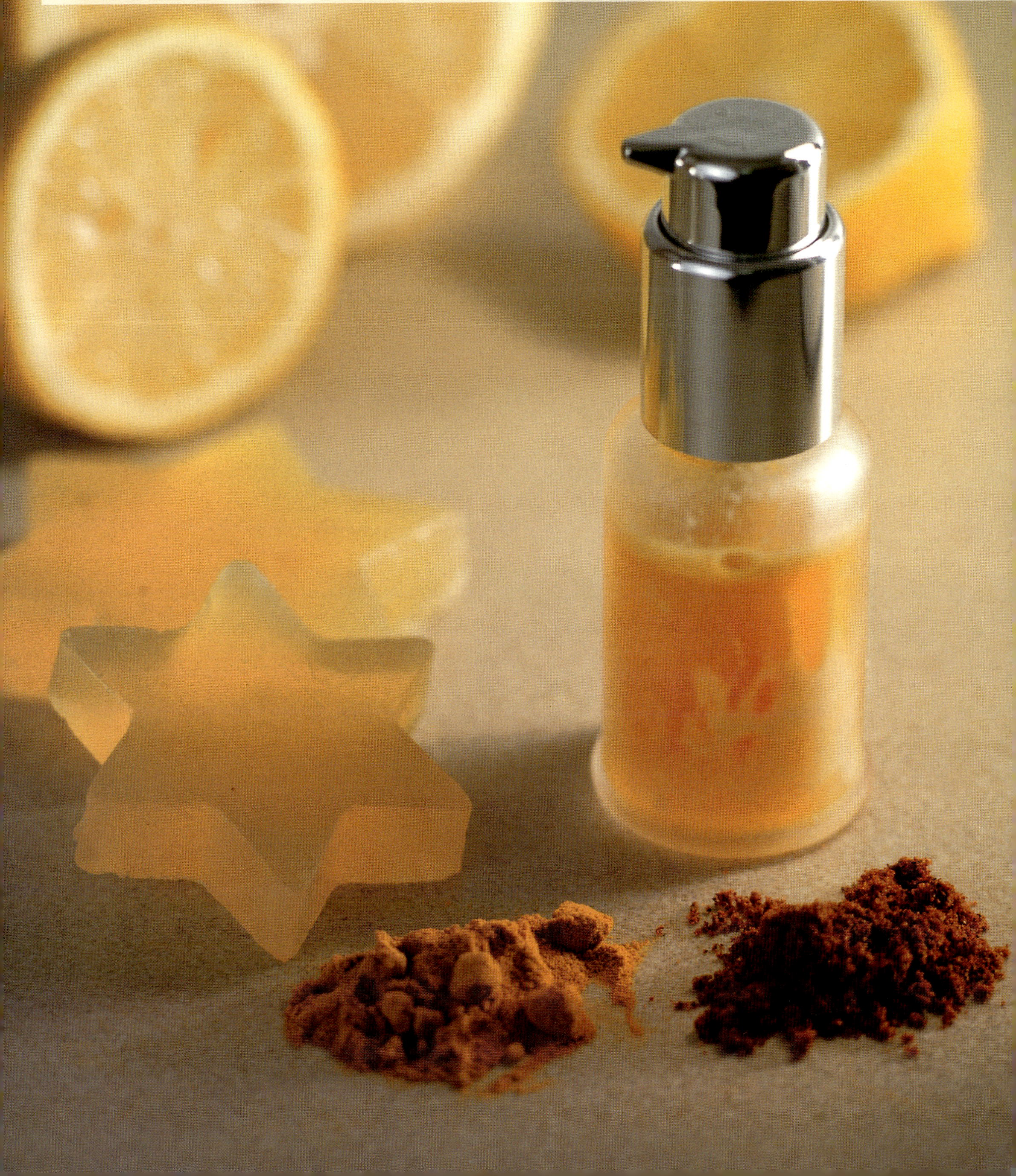

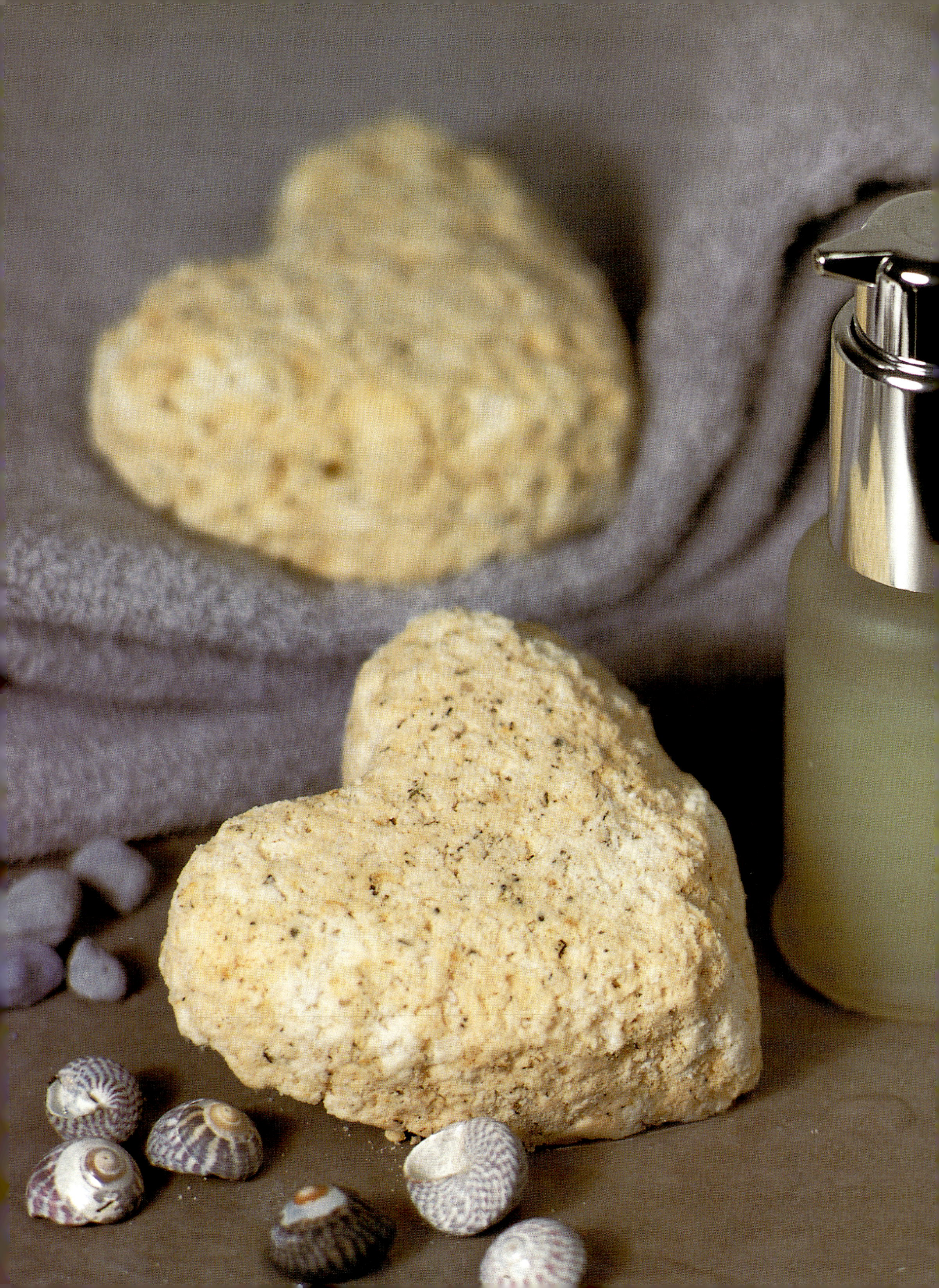

3 Flüssigseifen, Badekugeln, Schaumbäder und Duschgels

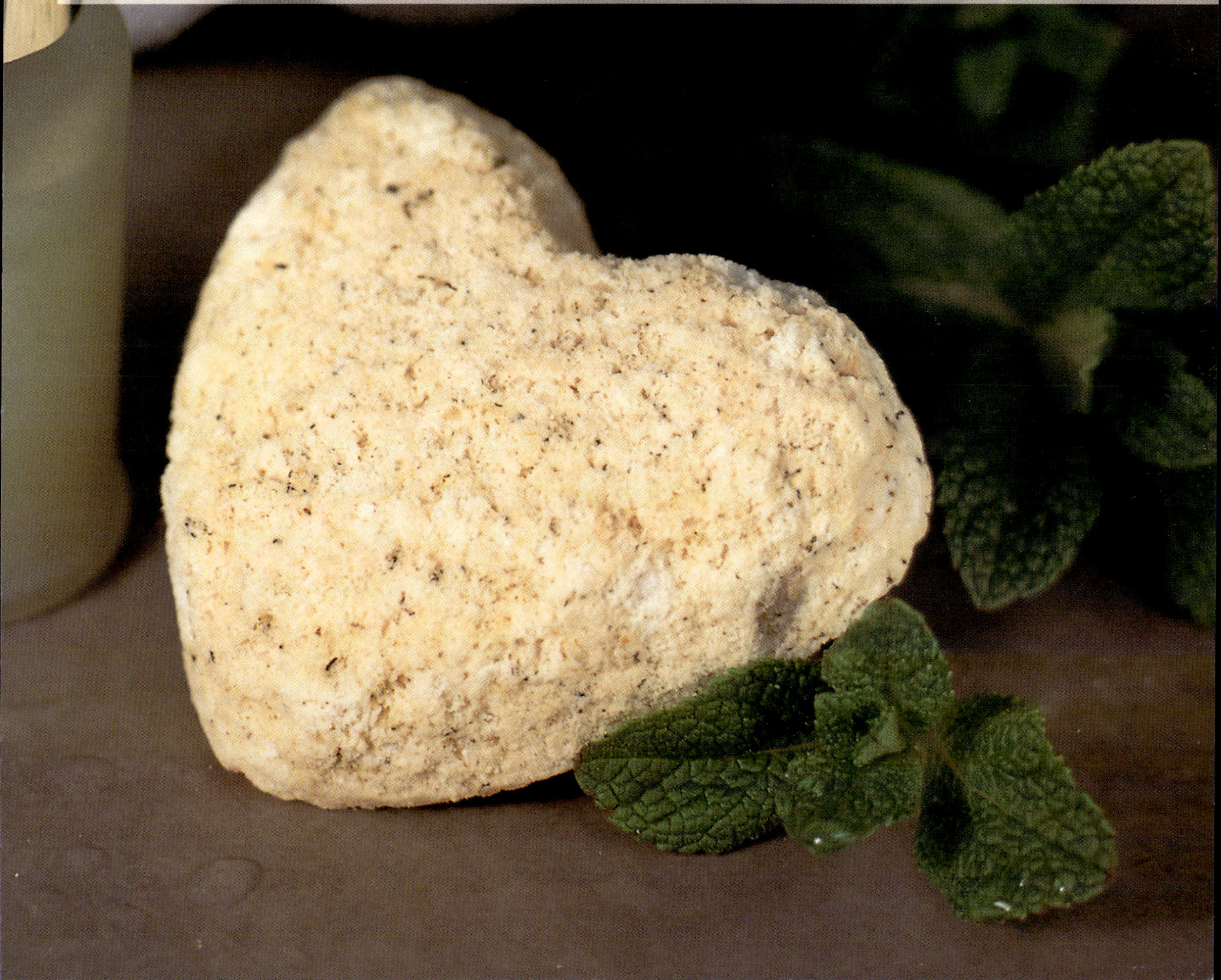

Die ersten Schritte auf dem Weg zur Seifenherstellung

Dieses Kapitel enthält einige ganz einfache Rezepturen, die Ihnen den Weg zur eigenen Seifenherstellung erleichtern werden. Für die Flüssigseifen-, Schaumbad- und Duschgelrezepturen werden einige kosmetische Basisprodukte benötigt, die bei den auf den Seiten 126 und 127 angeführten Vertreibern bezogen werden können. Auch einige Geschäfte, die Naturprodukte, natürliche Kräuterheilmittel und ätherische Öle verkaufen, sind bereits dazu übergegangen, das eine oder andere Basisprodukt für selbstgemachte Seifen und Kosmetika anzubieten.

Lassen Sie sich von der langen Liste der teils fremd klingenden Ingredienzien nicht abschrecken – oft handelt es sich bei den verwendeten Begriffen lediglich um die korrekten chemischen Bezeichnungen oder Fachausdrücke. So steht zum Beispiel aqua simple für nichts anderes als Wasser.

Achten Sie beim Kauf von Basisprodukten darauf, dass sie keine Duft- oder Farbstoffe enthalten. Kosmetische Basisprodukte sollten idealerweise auf Pflanzenöl- oder Wasserbasis hergestellt sein, so dass sich die ätherischen Öle leicht einrühren lassen.

Flüssigseifen können ganz einfach durch die Vermischung des Basisprodukts mit ätherischen Ölen – je nach Belieben – unter Zusatz natürlicher Farbstoffe hergestellt werden. Hier kann man mit den bevorzugten Mixturen aus ätherischen Ölen experimentieren und verschiedenste Färbemittel ausprobieren. Hat man einmal Vertrauen in die eigenen Fähigkeiten gefasst, sind der Experimentierfreudigkeit kaum Grenzen gesetzt. So kann man den Seifen etwa auch pflegende und heilende Kräutertinkturen hinzufügen.

Badekugeln oder Badetabletten verzücken durch das duftende Prickeln, das entsteht, wenn man diese Badezusätze in die mit Wasser gefüllte Wanne gibt. Sie sind leicht herzustellen, bereiten viel Spaß und bringen so das Kind im Erwachsenen zum Vorschein. Eine der wichtigsten Ingredienzien dafür, nämlich das Backpulver, kennt man eigentlich aus der Küche, wo es zum Kuchenbacken verwendet wird. Aufgrund seiner beruhigenden Wirkung bei Hautreizungen erfreut es sich aber auch schon seit langer Zeit als Badezusatz großer Beliebtheit.

Schaumbäder und Duschgels werden auf ähnliche Weise hergestellt wie Flüssigseifen, indem den Basisprodukten ätherische Öle und natürliche Farbstoffe beigemengt werden. Die folgenden Rezepturen sollen als Anreiz dienen – aber auch hier gilt, dass der eigenen Phantasie kaum Grenzen gesetzt sind. Trauen Sie sich, den Seifen Ihre ganz persönliche Note zu verleihen!

Stellen Sie sicher, das das Gefäß, in dem Sie die ätherischen Öle, das Basisprodukt und die Farben vermischen, groß genug ist, damit alles gut verrührt werden kann und nichts überquillt. Mischen Sie die Ingredienzien stets gut durch – aber auch nicht zu kräftig, damit während des Herstellungsprozesses nicht allzu viele Bläschen entstehen, sondern erst dann, wenn Sie das Schaumbad in der Wanne genießen.

Zum Einrühren der Farbstoffe und ätherischen Öle eignen sich am besten gläserne Rührstäbchen. Solche Glasstäbchen können ebenfalls bei den auf den Seiten 126-127 angeführten Händlern sowie in gut sortierten Haushaltswarengeschäften bezogen werden. Als Alternative bieten sich Holz- oder Plastikstäbe an.

„Durch den Kauf qualitativ hochwertiger naturreiner ätherischer Öle sowie natürlicher Basisprodukte kann jeder selbst Rezepturen für einfach herzustellende, natürliche, duftende und sanfte Pflegeprodukte kreieren.“

Janita Morris, Autorin und Parfümeurin

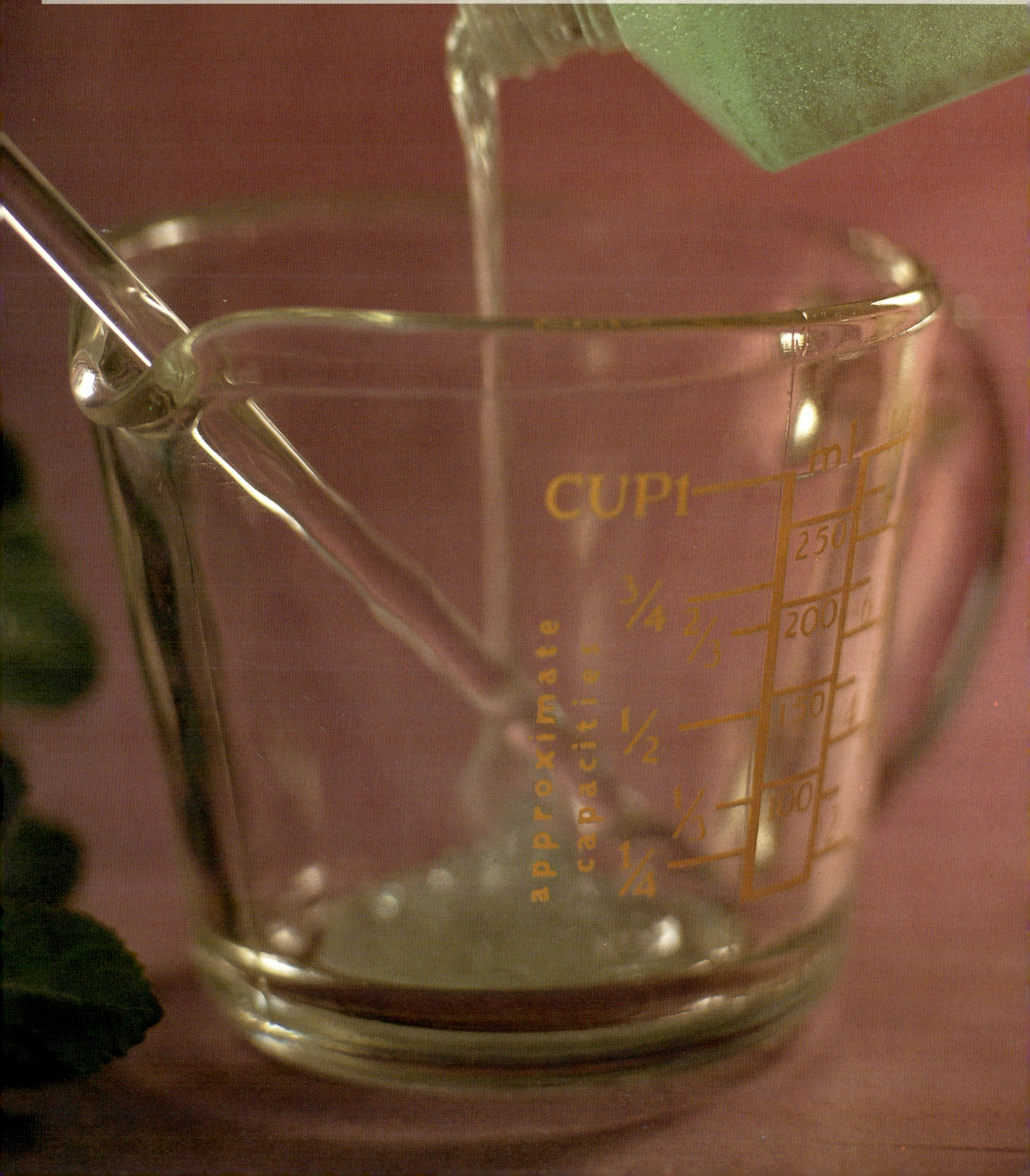

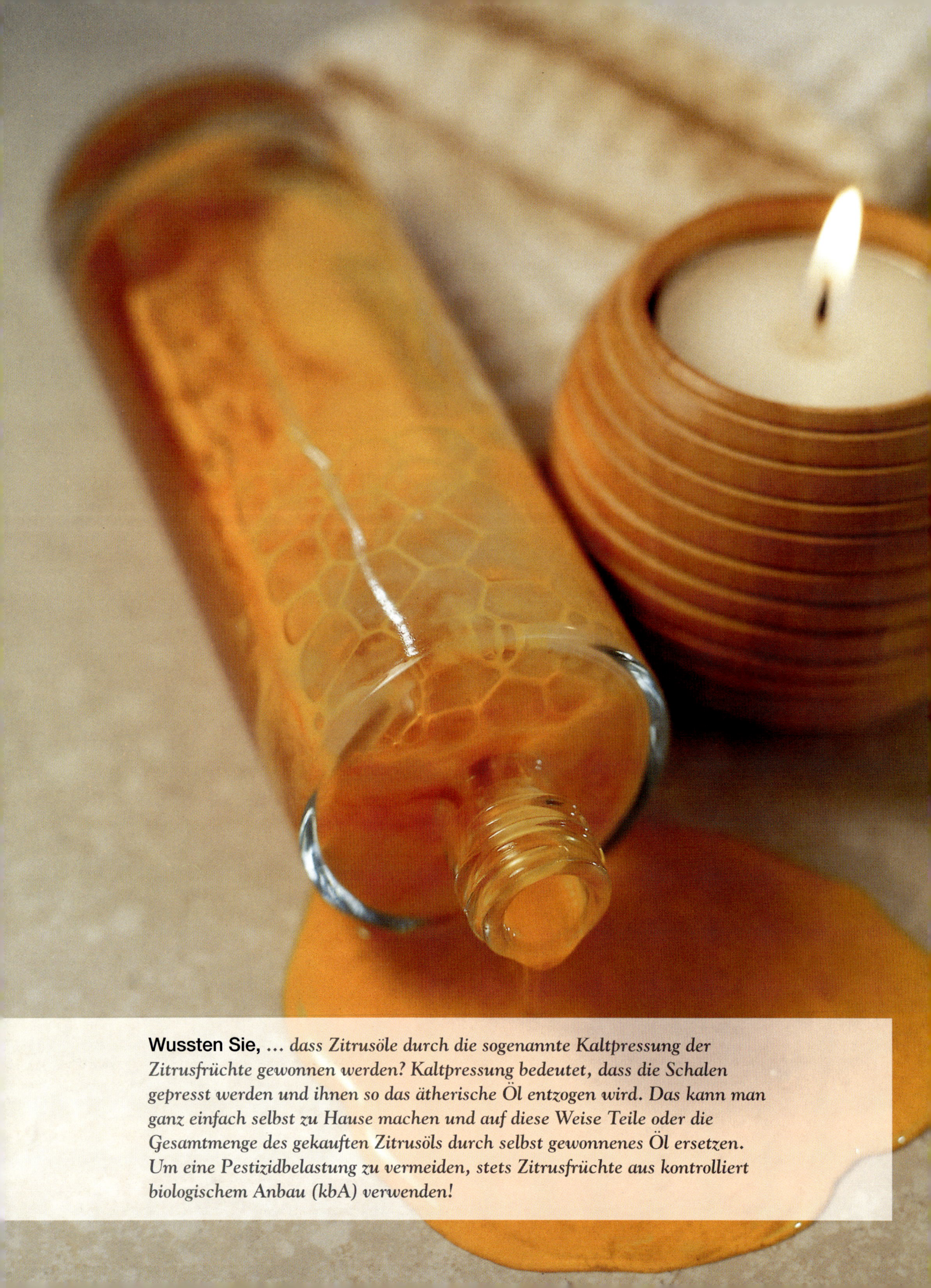

Wussten Sie, *… dass Zitrusöle durch die sogenannte Kaltpressung der Zitrusfrüchte gewonnen werden? Kaltpressung bedeutet, dass die Schalen gepresst werden und ihnen so das ätherische Öl entzogen wird. Das kann man ganz einfach selbst zu Hause machen und auf diese Weise Teile oder die Gesamtmenge des gekauften Zitrusöls durch selbst gewonnenes Öl ersetzen. Um eine Pestizidbelastung zu vermeiden, stets Zitrusfrüchte aus kontrolliert biologischem Anbau (kbA) verwenden!*

Flüssigseifen

Flüssigseifen erfreuen sich sowohl in der Küche als auch im Badezimmer großer Beliebtheit. Aufbewahren lassen sich Flüssigseifen am besten in Pumpspendern. Ein großer Vorteil dieser Seifen ist, dass sie vollkommen keimfrei sind, da sie, anders als herkömmliche Seifenstücke, wo ein- und dieselbe Seife von Hand zu Hand wandert, stets direkt aus der Flasche frisch auf Haut und Hände gelangen. Daher eignen sich Flüssigseifen auch hervorragend für die Nutzung in öffentlichen Toilettenanlagen, Restaurantküchen und allen anderen Orten, an denen Hygiene ein Muss ist.

Obwohl Flüssigseife ein relativ neues Produkt ist, haben ihre Hygienevorteile und das angenehme Hautgefühl, das sie hervorruft, schon bald zu einer weiten Verbreitung dieses Seifenprodukts geführt. Durch die Beimengung ätherischer Öle, wie zum Beispiel Teebaumöl, das eine stark antiseptische und keimtötende Wirkung hat (bis zu einem gewissen Grad verfügen alle ätherischen Öle über antiseptische Eigenschaften), lassen sich die Hygienequalitäten von Flüssigseife verstärken. So kann man sicher sein, dass selbstgemachte Flüssigseifen mit Blüten- oder Kräuterduft auch ihre keimabtötende Wirkung nicht verfehlen.

Zitronenschaumseife

Der frische, reine Zitrusduft ist in der Reinigungsmittelindustrie der Liebling schlechthin. Bei der folgenden Rezeptur verbindet sich der starke Zitronengeruch mit dem warmen Orangenduft zu süßlicher Frische. Das Sandelholzöl verleiht der Seife zusätzlich einen tieferen, länger anhaltenden Duft. Für dieses Rezept wurde die Seife mit oranger Farbe gefärbt, je nach Belieben kann jedoch auch gelbe Farbe verwendet oder die Seife in ihrer natürlichen Farbe belassen werden.

Das wird gebraucht:

250 ml Flüssigseifenbasis
12 Tropfen Zitronenöl
10 Tropfen Orangenöl
4 Tropfen Grapefruitöl
4 Tropfen Sandelholzöl
10 Tropfen orange Farbe (siehe S. 28)

So wird's gemacht:

1 Die Flüssigseifenbasis in ein Gefäß mit mindestens 500 ml Füllmenge gießen, wobei darauf zu achten ist, dass der Schnabel des Gefäßes so gestaltet ist, dass ein dünner Strahl ausgegossen werden kann.

2 Danach tropfenweise die ätherischen Öle und zuletzt die Farbe hinzufügen.

3 Das Ganze gründlich mit der Flüssigseifenbasis vermengen. Dabei sollten nicht zu viele Bläschen entstehen.

4 Anschließend die Mixtur in eine Flasche oder einen Pumpspender füllen – und schon ist die Zitronenschaumseife gebrauchsfertig.

Lavendelschaumseife – Duft der Provence

Lavendel erfreut sich seit Jahrtausenden großer Beliebtheit – ganz gleich, ob es sich um frische oder getrocknete Lavendelblüten, Lavendelöl oder Lavendelwasser handelt. Es ist auch Hauptbestandteil in vielen Duftpotpourris. Schon unsere Urgroßmütter pflegten allsommerlich, Lavendelsäckchen zu nähen, diese in die Kleiderschränke zu hängen und in den Wäschekommoden zu verteilen, was der Wäsche einen angenehmen Duft verlieh und unliebsame Motten vertrieb. Ein weiterer klassischer Verwendungszweck ist die Beduftung von Seifen.

Das wird gebraucht:

250 ml Flüssigseifenbasis
20 Tropfen Lavendelöl
5 Tropfen Geraniumöl
5 Tropfen Rosmarinöl

So wird's gemacht:

1 Die Flüssigseifenbasis in ein Gefäß mit mindestens 500 ml Füllmenge gießen, wobei darauf zu achten ist, dass der Schnabel des Gefäßes so gestaltet ist, dass ein dünner Strahl ausgegossen werden kann.

2 Danach tropfenweise die ätherischen Öle und zuletzt die Farbe hinzufügen.

3 Das Ganze gründlich mit der Flüssigseifenbasis vermengen. Dabei aufpassen, dass nicht zu viele Bläschen entstehen.

4 Anschließend die Mixtur in eine Flasche oder einen Pumpspender füllen – und schon steht dem provençalischen Dufterlebnis nichts mehr im Wege.

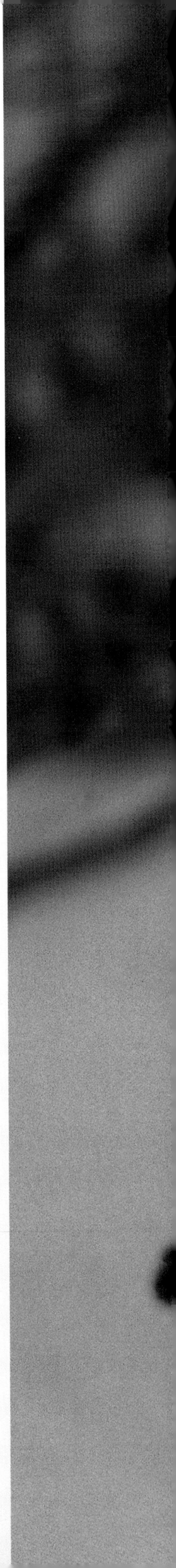

Wussten Sie, *… dass sich der Name Lavendel von dem lateinischen Wort lavare ableitet, was übersetzt waschen bedeutet? Lavendel wirkt antiseptisch und wurde früher zur Wundreinigung sowie zur Körperpflege und zum Wäschewaschen verwendet.*

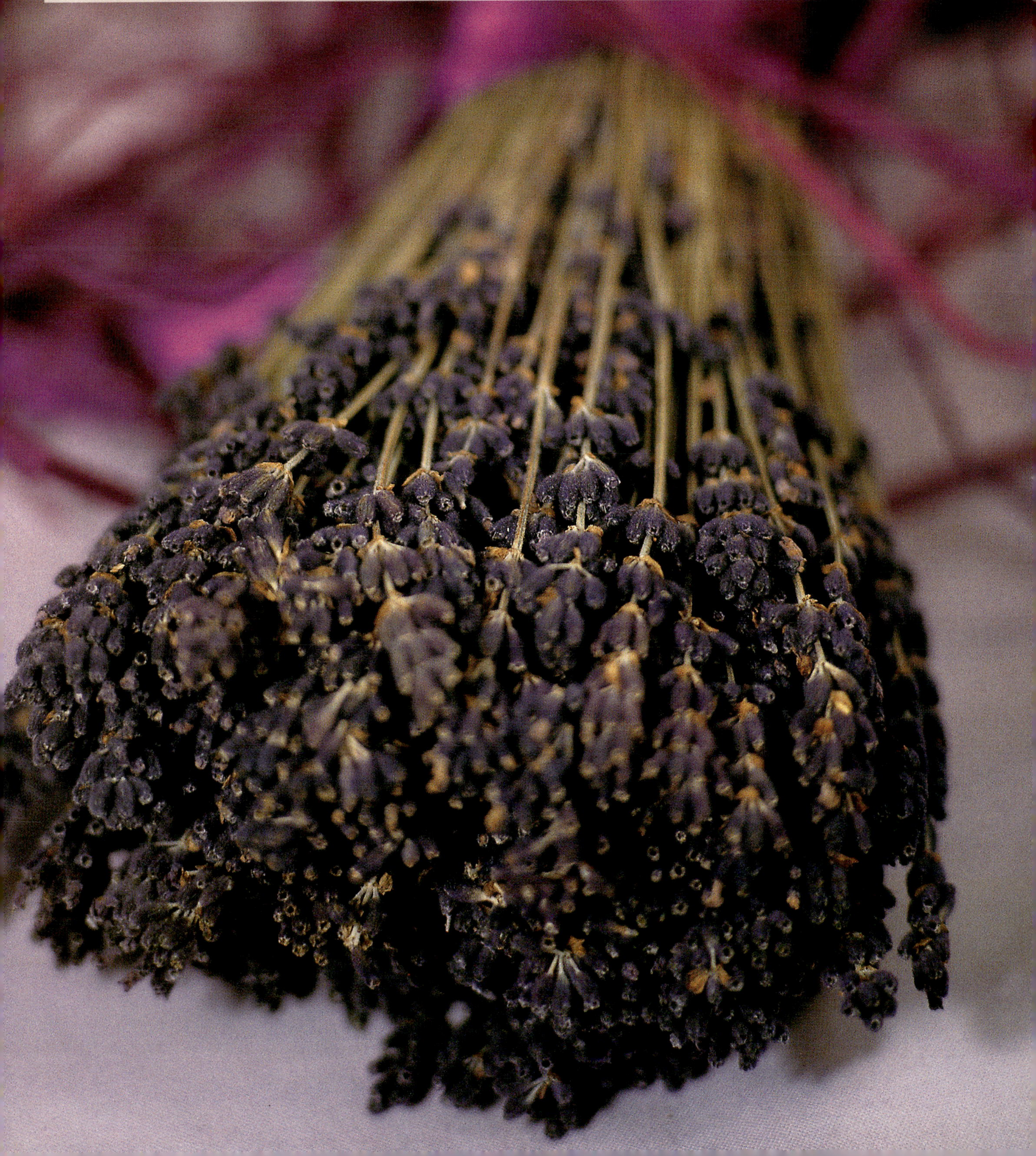

Wussten Sie, *… dass das Salz aus dem Toten Meer für seine heilsame Wirkung weltbekannt ist? Meersalz bewährt sich seit Langem durch seine tiefenreinigende und revitalisierende Wirkung als Bestandteil von Gesichts- und Körperpflegeprodukten.*

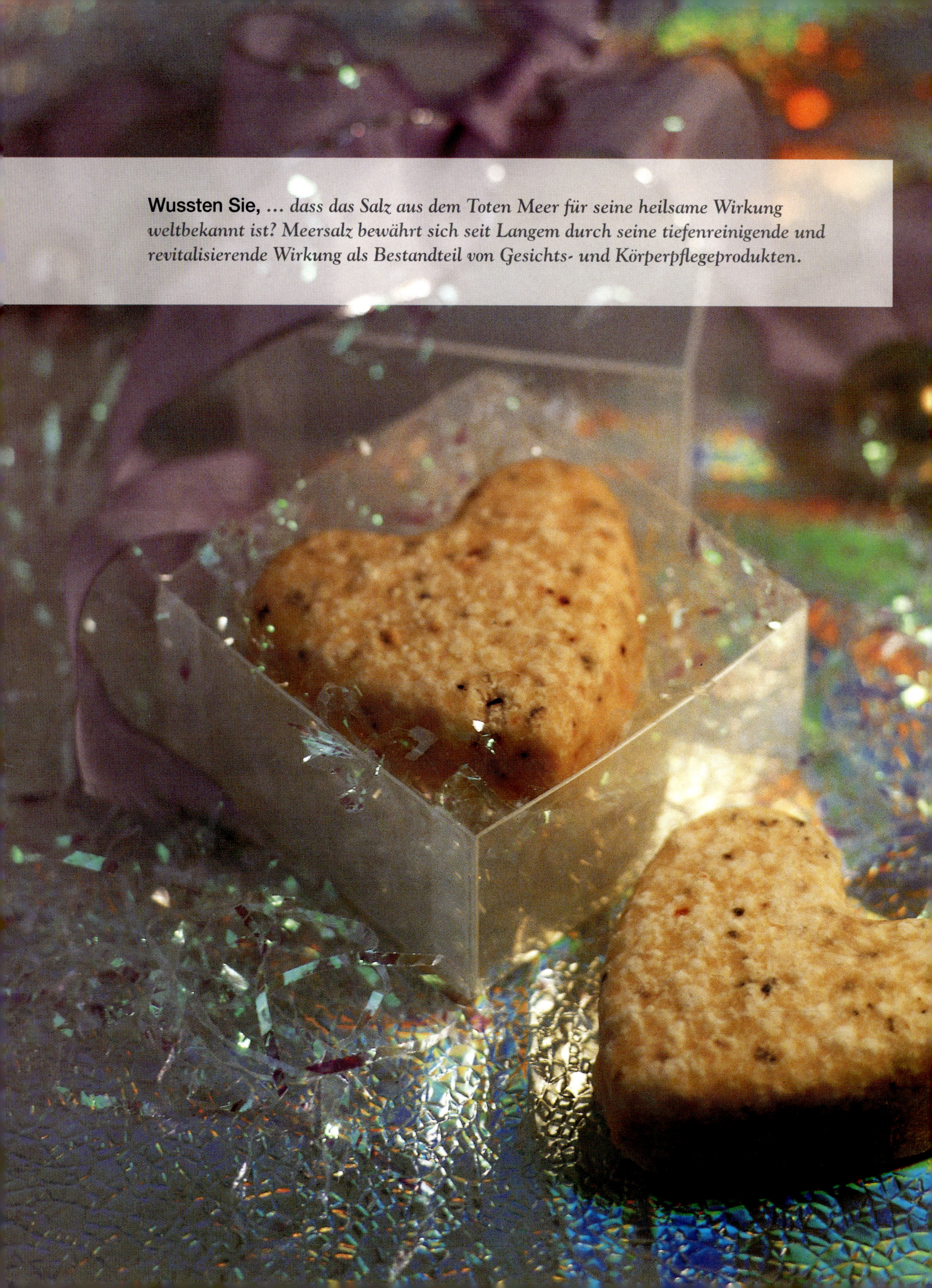

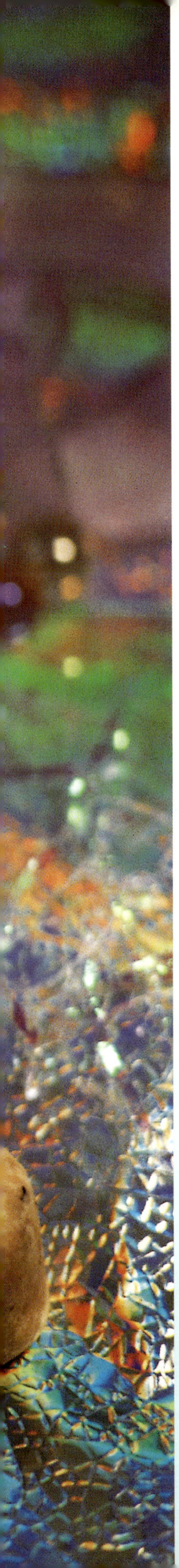

Pflegende Badekugeln

Badekugeln gehören zu den neueren Errungenschaften in der Welt der Badezusätze. Das zarte Sprudeln, das entsteht, wenn die Kugeln sich im Wasser auflösen, liegt ganz im Trend der Zeit. Ganz was Neues sind sie aber auch nicht, ähneln sie doch sehr den etwas aus der Mode gekommenen Badetabletten, die vor einigen Jahrzehnten der „letzte Schrei" waren. Pflegende Badekugeln unterscheiden sich insofern von den üblichen Badekugeln, als sie beim Auflösen im Wasser nicht sprudeln, sondern absinken und sich langsam auflösen.

Dabei geben sie pflegende Öle frei und verbreiten einen angenehmen Duft. Pflegende Badekugeln machen das Wasser weich und duftend und sorgen für Entspannung und angenehm seidige Haut. Sie vermitteln ein Gefühl von Luxus und laden zum Verweilen in der Wanne ein. Während man die heilenden Eigenschaften der ätherischen Öle, des Salzes aus dem Toten Meer und des Speisesodas auf sich wirken lässt, kann sich auch die feuchtigkeitsspendende Wirkung des Monoi-Öls voll und ganz entfalten. Ein wahrer Genuss!

Ein Hauch von Tropen

Badevergnügen de luxe ist hier garantiert! Die Hagebuttensamen verleihen den Badekugeln ein feines, meliertes Aussehen. Löst sich die Badekugel im Wasser auf, steigt zuerst der frische Bergamotteduft mit einem Hauch Basilikum hoch, gefolgt vom beruhigenden Lavendelduft, der sich schließlich mit dem sinnlichen Rosenaroma vereint und zum Zurücklehnen und Entspannen einlädt.

Das wird gebraucht:

(ergibt 8 Badekugeln)

100 g Speisesoda (Backpulver)

100 g feingemahlenes Salz aus dem Toten Meer

1 Teelöffel Veilchenwurzelpulver (Iriswurzel)

1 gehäufter Teelöffel Wäschestärke

1/2 Teelöffel Hagebuttensamen

3 Esslöffel Monoi-Öl

10 Tropfen Rosenöl

10 Tropfen Bergamotteöl

10 Tropfen Lavendelöl

3 Tropfen Basilikumöl

So wird's gemacht:

1 Speisesoda, Meersalz, Veilchenwurzelpulver und Wäschestärke in eine Schüssel geben. Hagebuttensamen hinzufügen und alles gut durchmischen.

2 Das Monoi-Öl in einem Topf zum Schmelzen bringen, die trockenen Zutaten und die ätherischen Öle beifügen, mit dem Genisch vermengen und gut umrühren.

3 Die dicke, zähflüssige Mixtur in kleine, biegsame Förmchen füllen und diese für eine halbe Stunde ins Gefrierfach stellen.

4 Seifen aus den Förmchen nehmen und über Nacht an einem kühlen, dunklen Ort hart werden lassen. Am nächsten Morgen sind die Badekugeln gebrauchsfertig.

Exotisches Prickeln

Das Monoi-Öl verleiht diesen Badekugeln einen herrlich exotischen Duft. Bei Monoi handelt es sich um eine weiche, weiße, wachsartige Substanz, die man in Blockform kaufen kann und die bei leichter Erwärmung schmilzt. Dieses Öl verbindet das herrliche Aroma der Tiare-Blüten (gardenia tahitensis) mit den feuchtigkeitsspendenden Qualitäten des Kokosöls.

Das wird gebraucht:

(ergibt 8 Badekugeln)

100 g Speisesoda (Backpulver)
100 g feingemahlenes Salz aus dem Toten Meer
1 Teelöffel Veilchenwurzelpulver (Iriswurzel)
1 gehäufter Teelöffel Wäschestärke
1/2 Teelöffel fein gemahlene Kamillenblüten
3 Esslöffel Monoi-Öl
10 Tropfen Rosenholzöl
8 Tropfen Kamillenöl
8 Tropfen Zitronenöl
7 Tropfen Limettenöl

So wird's gemacht:

1 Speisesoda, Meersalz, Veilchenwurzelpulver und Wäschestärke in eine Schüssel geben. Die Kamillenblüten hinzufügen und alles gut durchmischen.

2 Das Monoi-Öl in einem Topf zum Schmelzen bringen, die trockenen Zutaten und die ätherischen Öle beifügen, mit dem Gemisch vermengen und gut umrühren.

3 Die dicke, zähflüssige Mixtur in kleine, biegsame Förmchen füllen und diese für eine halbe Stunde ins Gefrierfach stellen.

4 Seifen aus den Förmchen nehmen und über Nacht an einem kühlen, dunklen Ort hart werden lassen. Am nächsten Morgen sind die Badekugeln gebrauchsfertig.

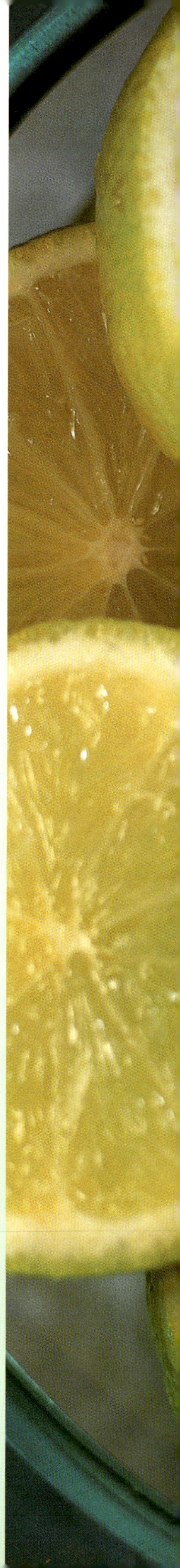

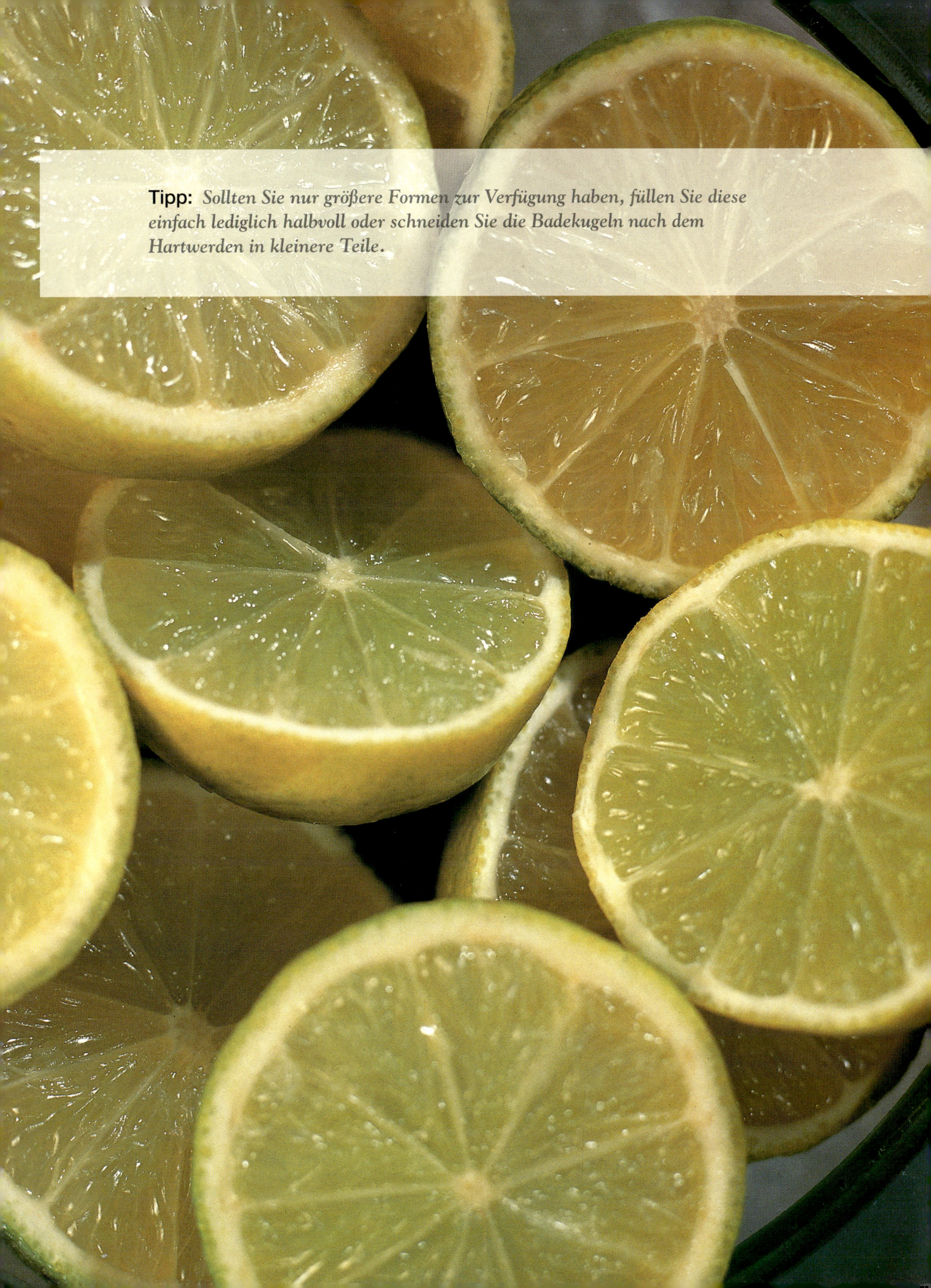

Tipp: *Sollten Sie nur größere Formen zur Verfügung haben, füllen Sie diese einfach lediglich halbvoll oder schneiden Sie die Badekugeln nach dem Hartwerden in kleinere Teile.*

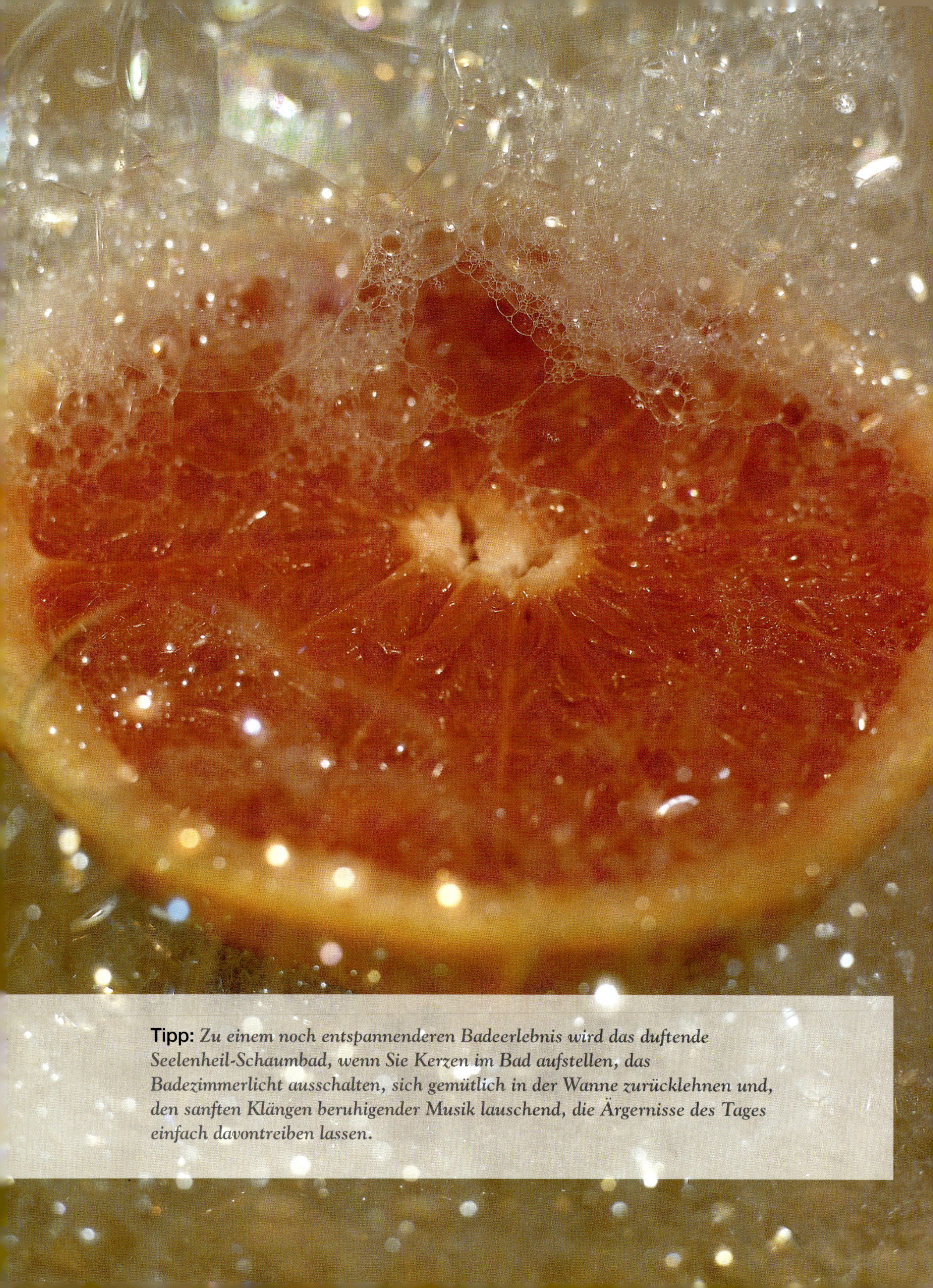

Tipp: *Zu einem noch entspannenderen Badeerlebnis wird das duftende Seelenheil-Schaumbad, wenn Sie Kerzen im Bad aufstellen, das Badezimmerlicht ausschalten, sich gemütlich in der Wanne zurücklehnen und, den sanften Klängen beruhigender Musik lauschend, die Ärgernisse des Tages einfach davontreiben lassen.*

Schaumbäder

Schaumbäder zählen zweifelsohne zu den traditionellsten Badezusätzen. Die duftenden, schaumigen Blubberbläschen regen zum Entspannen in der Wanne an und spülen Schmutz und Stress auf sanfte Weise hinweg. Einseifen und Schrubben wird überflüssig.

Beliebt wie Schaumbäder nun einmal sind, gibt es auch eine reiche Vielfalt an Produkten auf dem Markt, wobei ein Großteil davon synthetisch hergestellte Parfümstoffe sowie chemische Farbstoffe enthält, die dem Badewasser besonders leuchtende Farben verleihen sollen. Optisch mag das ja ganz reizvoll sein, aber was Hautverträglichkeit und Pflegewirkung anbelangt, ist von solchen Bädern eher abzuraten.

Schaumbäder lassen sich schnell und leicht selbst herstellen. Auf diese Weise kann man die pflegenden Eigenschaften ätherischer Öle hervorragend für sich nutzen und ein Bad im Einklang mit der Natur genießen.

Balsam für die Seele

Manchmal brauchen wir Abstand von den Alltagssorgen. Das im Folgenden beschriebene Schaumbad ist im wahrsten Sinne des Wortes Balsam für die Seele. Nach einem langen, harten Arbeitstag sind Stress und Reizbarkeit wie weggeblasen, sobald man das wohltuende Aroma der ätherischen Öle in sich aufnimmt. Der süße, intensive Ylang-Ylang-Duft verschmilzt mit dem klaren, beruhigenden Duft des Lavendels und fördert so den Schlaf. Weihrauch hilft dabei, wieder einmal tief durchzuatmen und den Stress abfallen zu lassen, während Grapefruit- und Ingweröl stimmungsaufhellend wirken.

Das wird gebraucht:

250 ml Schaumbadbasis
9 Tropfen Lavendelöl
8 Tropfen Ylang-Ylang-Öl
8 Tropfen Weihrauchöl
6 Tropfen Grapefruitöl
5 Tropfen Ingweröl
2 Tropfen Sandelholzöl
2 Tropfen Jasminöl

Wenn Sie nicht alle dieser ätherischen Öle zur Hand haben, ist das kein Problem – jede beliebige Kombination der oben erwähnten Öle ergibt ein genussvolles, entspannendes Bad.

So wird's gemacht:

1 Die Schaumbadbasis in ein Gefäß mit mindestens 500 ml Füllmenge gießen, wobei darauf zu achten ist, dass der Schnabel des Gefäßes so gestaltet ist, dass ein dünner Strahl ausgegossen werden kann.

2 Danach die ätherischen Öle tropfenweise hinzufügen und aufpassen, dass die angegebene Tropfenzahl nicht überstiegen wird.

3 Anschließend die ätherischen Öle gründlich mit der Schaumbadbasis vermengen, wobei nicht zu viele Bläschen entstehen sollen. Durch das Verrühren mit den Ölen verändert sich die Schaumbadbasis ein wenig: Sie wird dickflüssiger und nimmt einen undurchsichtigen Farbton an.

4 Zum Schluss die Mixtur (eventuell mithilfe eines Trichters) in eine schöne Glasflasche füllen – und schon ist der Schaumbadzusatz fertig.

Winterwarm-Schaumbad

Dieses Schaumbad ist ein wirkungsvoller Verbündeter im Kampf gegen Erkältungen, Grippeerkrankungen, Husten, Schnupfen und andere typische Winterleiden. Neben den infektionsabwehrenden ätherischen Ölen enthält das Winterwarm-Schaumbad auch Gewürzöle, die Körper und Geist wärmen. Wenn sich das Eukalyptus- und das kräftige Pfefferminzöl verbinden, haben verstopfte Nasen keine Chance mehr. Lavendelöl lindert Halsschmerzen und Nebenhöhlenentzündungen und hilft bei Kopfweh. Ein Winterwarm-Schaumbad wirkt bei den ersten Anzeichen einer Erkältung und lindert auch bereits bestehende Beschwerden.

Das wird gebraucht:

250 ml Schaumbadbasis
9 Tropfen Lavendelöl
8 Tropfen Eukalyptusöl
6 Tropfen Rosmarinöl
6 Tropfen Teebaumöl
3 Tropfen Ingweröl
4 Tropfen Pfefferminzöl
2 Tropfen Pfefferöl (schwarz)

Wenn Sie nicht alle dieser ätherischen Öle zur Hand haben, ist das kein Problem – jede beliebige Kombination der oben erwähnten Öle hat wärmende Wirkung und hilft, Grippeerkrankungen und Erkältungen vorzubeugen.

So wird's gemacht:

1 Die Schaumbadbasis in ein Gefäß mit mindestens 500 ml Füllmenge gießen, wobei darauf zu achten ist, dass der Schnabel des Gefäßes so gestaltet ist, dass ein dünner Strahl ausgegossen werden kann.

2 Danach die ätherischen Öle tropfenweise hinzufügen und aufpassen, dass die angegebene Tropfenzahl nicht überstiegen wird.

3 Anschließend die ätherischen Öle gründlich mit der Schaumbadbasis vermengen, wobei nicht zu viele Bläschen entstehen sollen. Durch das Verrühren mit den Ölen verändert sich die Schaumbadbasis ein wenig: Sie wird dickflüssiger und nimmt einen undurchsichtigen Farbton an.

4 Zum Schluss die Mixtur (eventuell mithilfe eines Trichters) in eine schöne Glasflasche füllen – und schon steht einem wärmenden Winterschaumbad nichts mehr im Wege.

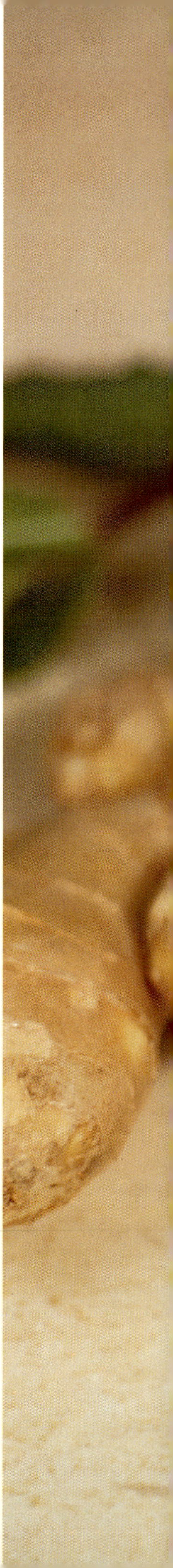

Wussten Sie, *… dass Teebaumöl eines der wirkungsvollsten natürlichen Antiseptika ist und sowohl erfolgreich gegen Viren als auch gegen Bakterien- und Pilzerkrankungen eingesetzt wird? Zudem stärkt Teebaumöl das menschliche Immunsystem und steigert dadurch die körpereigenen Abwehrkräfte.*

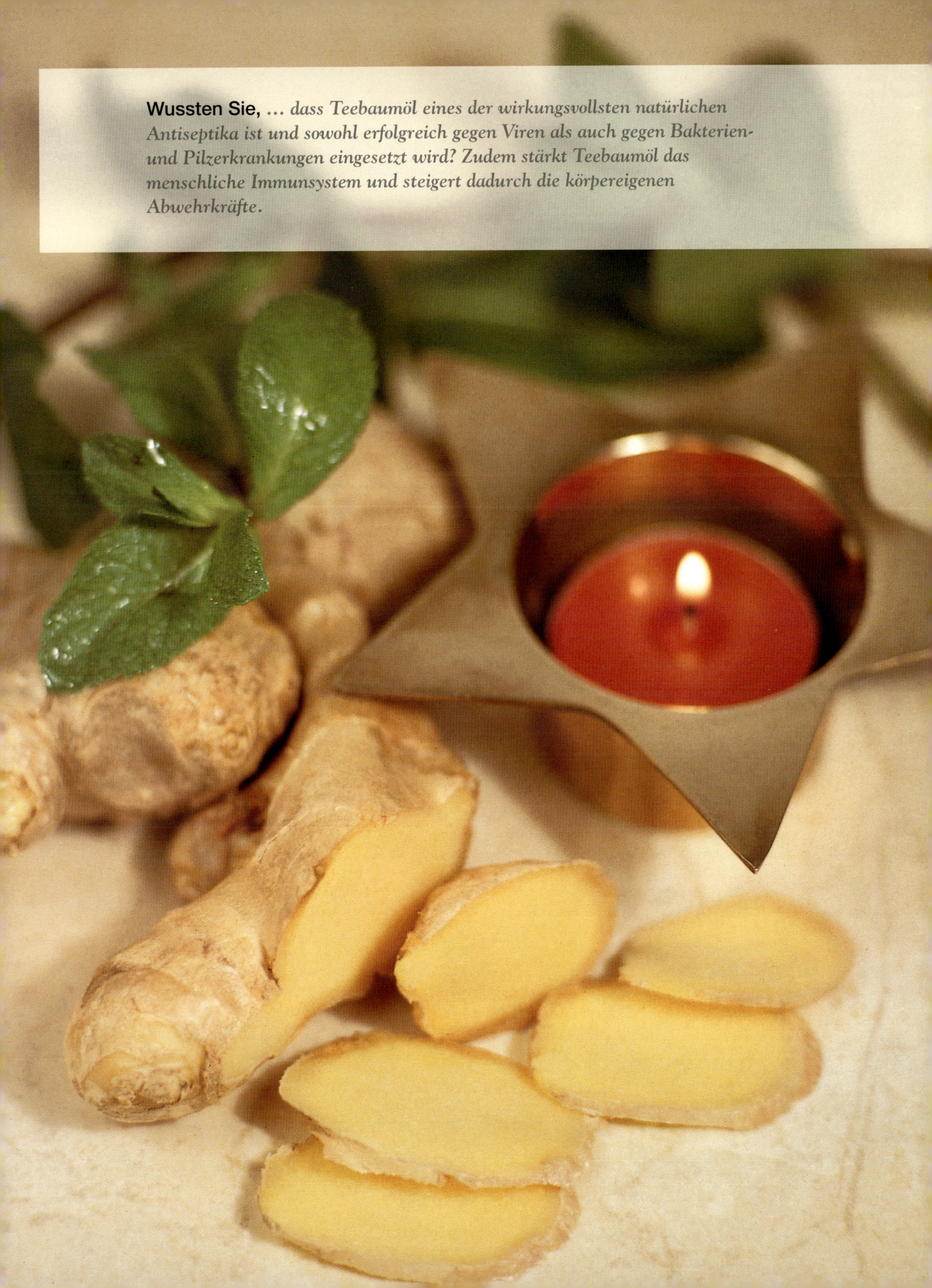

Wussten Sie, *… dass die Pfefferminze eine hohe Menge Menthol enthält, einen Stoff, der stark abschwellend wirkt? Das Würzige-Minze-Gel ist also eine hervorragende Wahl bei verstopfter Nase und Erkältungen. Die mild-antiseptischen Eigenschaften der Pfefferminze fördern die Tiefenreinigung der Haut, besonders nach Saunagängen und körperlichen Anstrengungen, bei denen der Körper zuvor Giftstoffe ausgeschieden hat.*

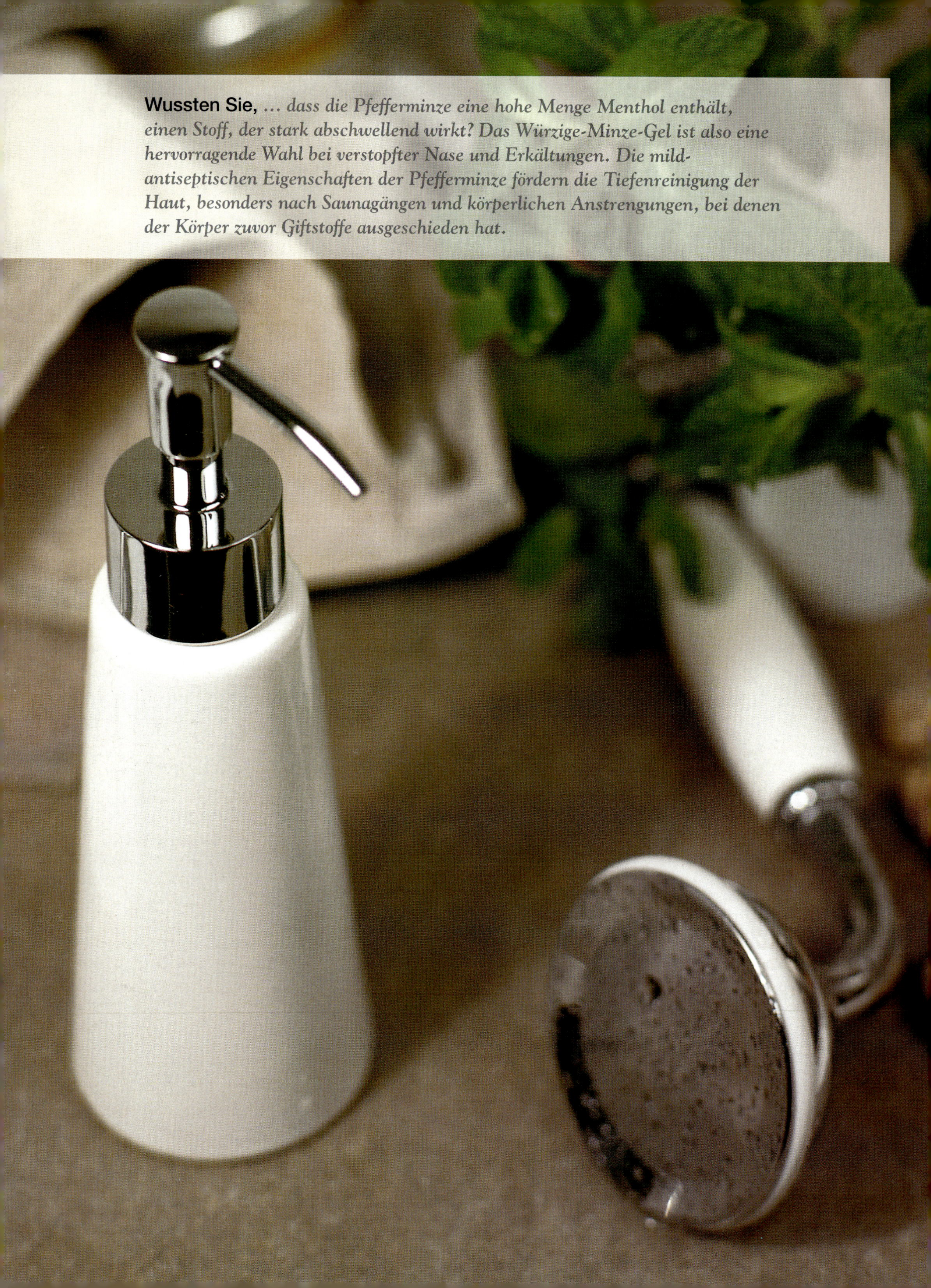

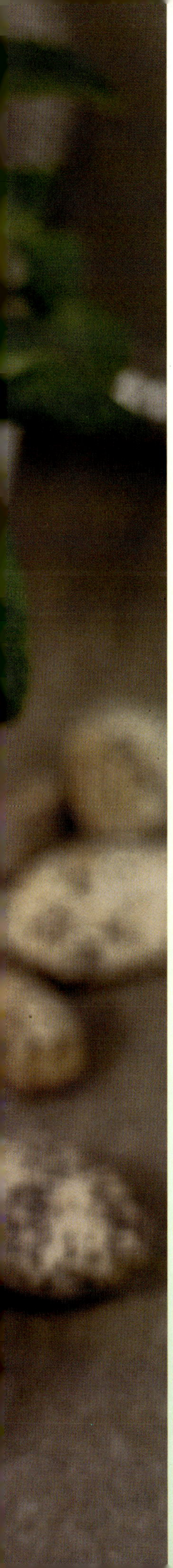

Duschgels

Duschgels sind unter der Dusche eindeutig die bessere Wahl als feste Seifenstücke. Selbst wenn man über eine Seifenschale verfügt, bei der das Wasser gut abtropfen kann, verschmieren die meisten Seifenstücke schon bald und schrumpfen immer weiter. Dies gilt im Speziellen für natürliche Pflanzenseifen, die zumeist weicher sind als handelsübliche Seifen. Duschgels sind mindestens ebenso wirkungsvoll – wenn nicht sogar wirksamer – wie feste Seifen, und haben überdies den Vorteil, dass sie nicht einfach wegschmelzen. Durch die Beifügung ätherischer Öle zur Duschgelbasis wird das tägliche Duschen zum wohlriechenden Erlebnis.

Duschgel- und Schaumbadbasisprodukte ähneln sich bis zu einem gewissen Grad, wobei für Schaumbäder oft ein dickflüssigeres Basisprodukt verwendet wird. Wie dickflüssig ein Duschgel oder Schaumbad ausfällt, hängt in erster Linie von der Basisproduktmarke und somit vom jeweiligen Händler ab, bei dem Sie Ihre Basisprodukte kaufen. Je nach persönlicher Vorliebe lassen sich Duschgelbasisprodukte freilich auch für Schaumbäder verwenden und umgekehrt. Am besten probieren Sie beide Produkte sowohl in der Wanne als auch unter der Dusche aus und entscheiden dann, welches Produkt Ihnen zu welchem Zweck eher zusagt.

Würzige Minze

Dieses Körpergeruch hemmende und erfrischende Duschgel ist genau das Richtige nach sportlicher Betätigung, ausgedehntem Saunieren und anderen ermüdenden Aktivitäten. Das Pfefferminzöl prickelt am ganzen Körper, und man fühlt sich so richtig leicht. In Kombination mit den Gewürzölen belebt der klare, saubere Zitrusgeruch alle Sinne. Nach einer Minz-Dusche fühlt sich Ihre Haut herrlich frisch und sauber an.

Das wird gebraucht:

250 ml Duschgelbasis
10 Tropfen grüne Farbe (siehe S. 28)
10 Tropfen Palmarosa-Öl
10 Tropfen Pfefferminzöl
8 Tropfen Korianderöl
6 Tropfen Zitronenöl
4 Tropfen Bergamotteöl
2 Tropfen Gewürznelkenöl

So wird's gemacht:

1 Die Duschgelbasis in ein Gefäß mit mindestens 500 ml Füllmenge gießen, wobei darauf zu achten ist, dass der Schnabel des Gefäßes so gestaltet ist, dass ein dünner Strahl ausgegossen werden kann. Die grüne Farbe beifügen.

2 Danach tropfenweise die ätherischen Öle hinzufügen.

3 Anschließend die ätherischen Öle gründlich mit der Duschgelbasis vermengen, wobei nicht zu viele Bläschen entstehen sollen. Durch das Verrühren mit den Ölen nimmt die Duschgelbasis einen undurchsichtigen Farbton an.

4 Zum Schluss die Mixtur in eine geeignete Plastikflasche oder einen Pumpspender füllen – und schon ist das Minze-Duschgel fertig.

Frühaufsteher-Duschgel

Aufwachen ist nicht immer ganz leicht – ganz besonders, wenn man eine lange Nacht hinter sich hat. Dieses Frühaufsteher-Duschgel enthält frisch duftende, stimulierende ätherische Öle, die das Aufwachen erleichtern und einen guten Start in den Tag versprechen. Daher sollte dieses Duschbad auch stets am Morgen verwendet werden, da die anregenden Öle abends Einschlafschwierigkeiten verursachen und sich somit kontraproduktiv auswirken können.

Das wird gebraucht:

250 ml Duschgelbasis
10 Tropfen Geraniumöl
10 Tropfen Bergamotteöl
8 Tropfen Rosmarinöl
6 Tropfen Petitgrainöl
4 Tropfen Wacholderöl
2 Tropfen Basilikumöl

So wird's gemacht:

1 Die Duschgelbasis in ein Gefäß mit mindestens 500 ml Füllmenge gießen, wobei darauf zu achten ist, dass der Schnabel des Gefäßes so gestaltet ist, dass ein dünner Strahl ausgegossen werden kann.

2 Danach tropfenweise die ätherischen Öle hinzufügen.

3 Anschließend die ätherischen Öle gründlich mit der Duschgelbasis vermengen, wobei nicht zu viele Bläschen entstehen sollen. Durch das Verrühren mit den Ölen nimmt die Duschgelbasis einen undurchsichtigen Farbton an.

4 Zum Schluss die Mixtur in eine geeignete Plastikflasche oder einen Pumpspender füllen, und einem schwungvollen Start in den Tag steht nichts mehr im Wege.

Tipp: *Die Plastikflaschen, in denen Duschgels zumeist angeboten werden, sind ganz praktisch, Pumpspender bieten aber zusätzlich noch den Vorteil, dass man nicht mit den nassen Fingern an der rutschigen Flasche herumhantieren, sondern lediglich auf den Pumpknopf drücken muss.*

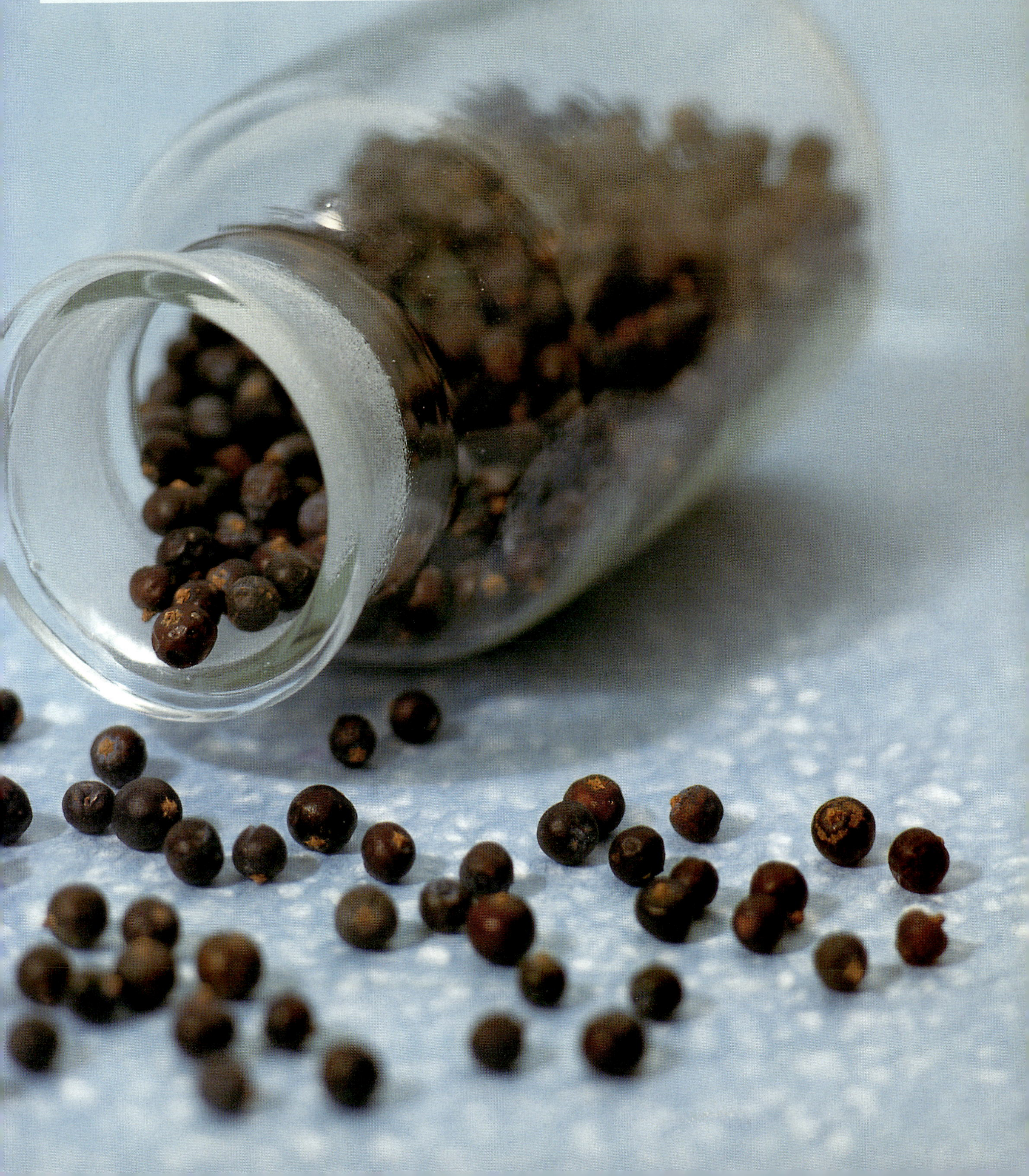

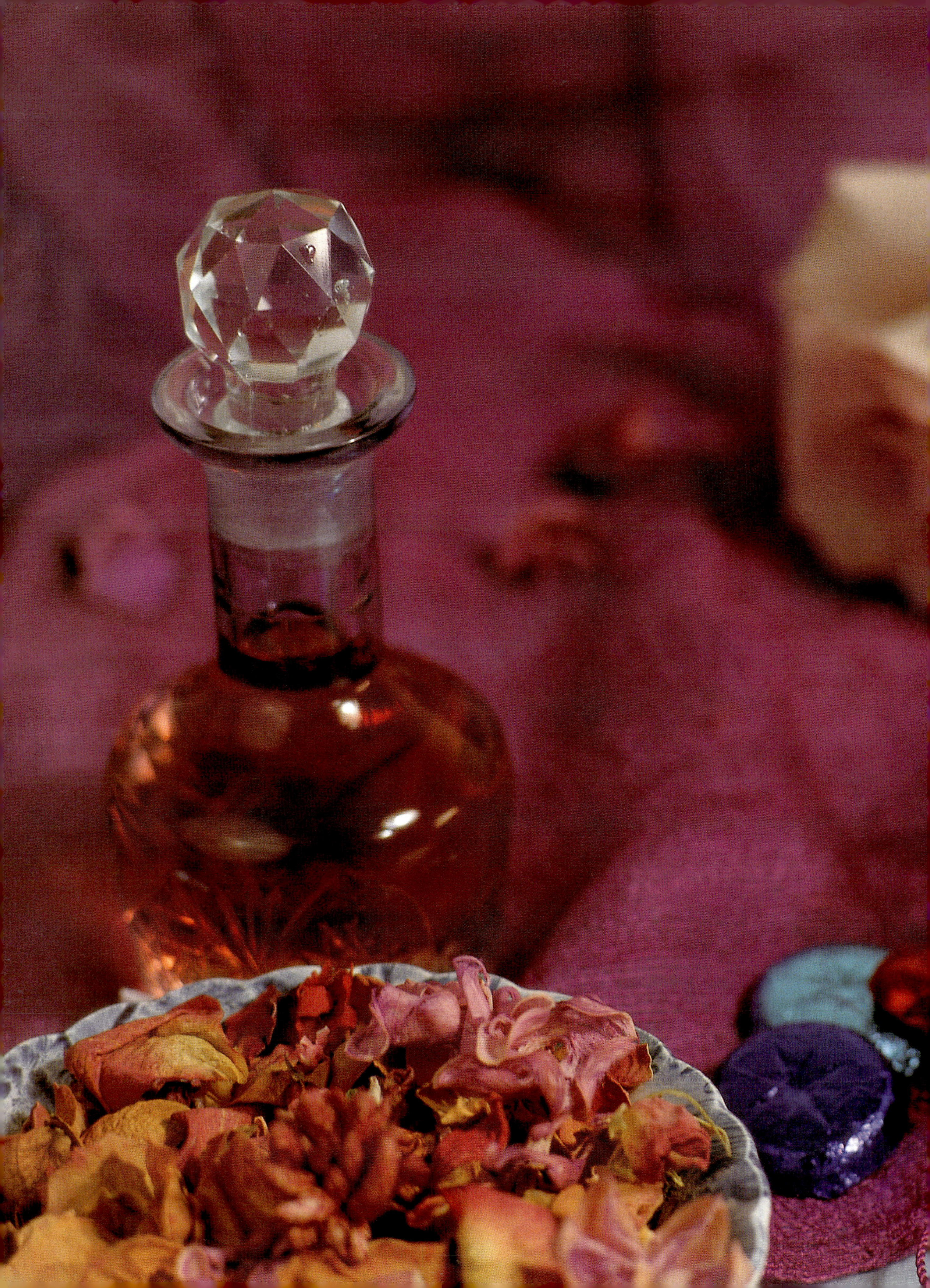

4 Cremeseifen, Seife aus Seifenspänen und Waschbälle

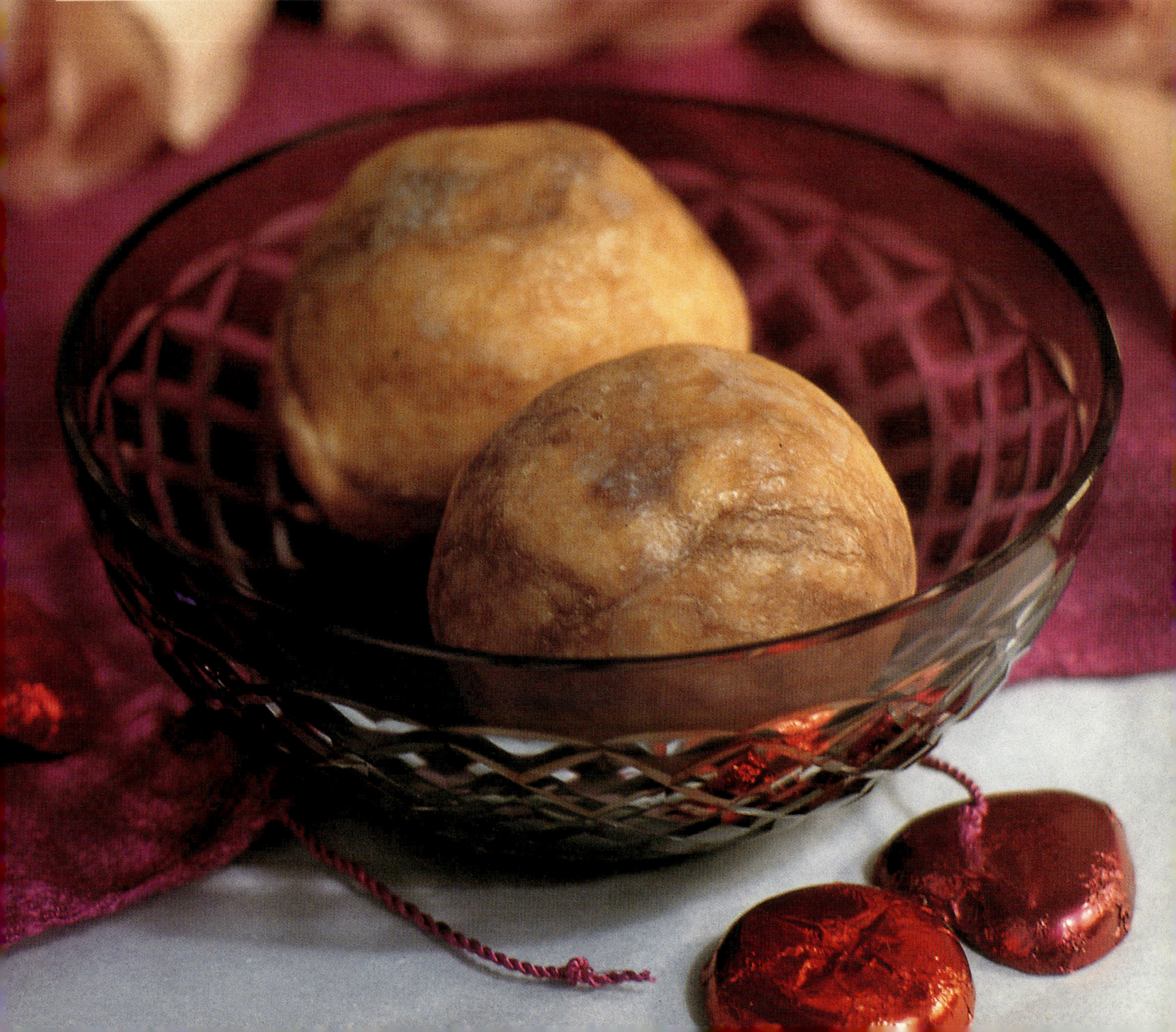

Handgemachte Seifen

Im folgenden Kapitel stellen wir Ihnen eine Reihe einfacher Rezepturen für selbstgemachte Seifen vor. Die dabei angewandten Techniken sind zwar etwas ausgeklügelter als die bislang in den vorhergehenden Kapiteln beschriebenen, jedoch bei Weitem nicht so anspruchsvoll wie beim Kaltverfahren, das in Kapitel 5 vorgestellt wird. Cremeseifen, Seifen aus Seifenspänen und Waschbälle lassen sich einfach und schnell selbst herstellen, und mit ein bisschen Muße und Kreativität beim Verpacken und Präsentieren der Seife lässt sich ein äußerst ansprechendes und durchaus professionelles Ergebnis erzielen.

Die Hauptingredienz von Cremeseifen bilden gekaufte, fertige Seifenflocken. Einige im Handel erhältliche Seifenflocken stammen von professionell gefertigten, maschinengemahlenen Seifen, die zu feinen Seifenspänen geraspelt wurden. Bei professionell gemahlener Seife wird frisch hergestellte Seife zwischen zwei Walzen zusammengedrückt, wodurch die Seifenblöcke zu einem dünnen Blatt gepresst werden, welches dann in Seifenflocken geraspelt wird. Dieser Vorgang des Pressens und Raspelns wird mehmals wiederholt, bis die Mischung in eine Pressmaschine gegeben wird, aus der als Endprodukt stark verdichtete, kompakte Seifenstücke herauskommen, bei denen keine einzige Seifenflocke mehr als solche erkennbar ist.

Genau diese Seifenstücke erhält man üblicherweise in Drogerien und Supermärkten. Die Seifenstücke sind sehr hart und glänzen, wie frisch poliert. Bedingt durch den beschriebenen Press- und Raspelprozess schäumen diese Seifen sehr schnell auf. Ein Vorteil dieser Seifen liegt darin, dass sie nicht auseinanderbröckeln, wenn man sie aus Versehen in Wanne oder Waschbecken fallen lässt. Die Mehrzahl maschinengemahlener Seifen wird allerdings aus Rindertalg und verschiedensten synthetischen Zusatzstoffen hergestellt; sie sind also weder rein pflanzlichen Ursprungs noch bestehen sie aus hochwertigen natürlichen Rohstoffen – ein guter Grund, um beim Kauf von Seifenflocken auf genau diese beiden Faktoren zu achten und sich für natürliche, rein pflanzliche Seifenflocken zu entscheiden.

Seife aus Seifenspänen selbst herzustellen, ist einfach und zugleich kreativ. Man benötigt dafür einige Stücke unparfümierter, ungefärbter Pflanzenseife, die dann zu Hause mit einer Küchenreibe zu feinen Seifenkringeln oder -spänen gerieben werden, welche sich leicht einschmelzen lassen. Gerade wenn man noch einige kleine Reststücke von Naturseifen übrig hat und diese verarbeiten möchte, bietet sich diese Technik besonders an.

Die in diesem Buch beschriebenen Waschballrezepturen gehen auf althergebrachte Rezepte für dieses zu den ersten und traditionellsten Seifenarten zählende Waschstück zurück. Vor Beginn der kommerziellen Seifenproduktion wurden Waschbälle sowohl in der Küche als auch im Bad für alle möglichen Reinigungszwecke eingesetzt. Mit den gröberen und einfacheren Waschbällen wurden Kleider und Wäsche gewaschen, während die etwas feineren, mit Ingredienzien wie Blumen, Blumenessenzen und Kräutern parfümierten Waschbälle der Körperpflege dienten.

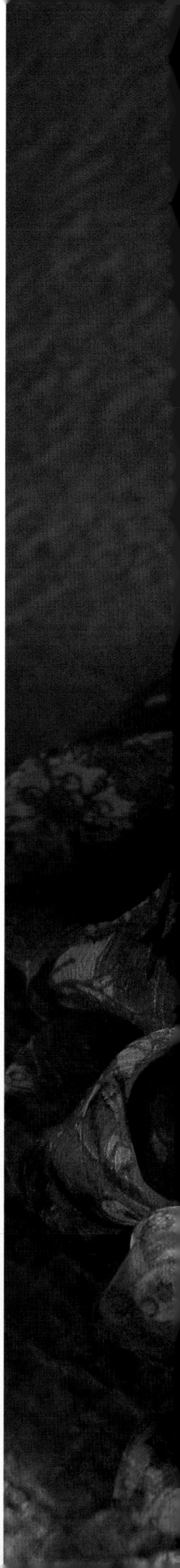

„Wenn Sie sicher sein wollen, was genau sich in Ihrer Seife befindet, besteht der einzige Weg darin, die Seife selbst zu machen."

Susan Miller Cavitch, Autorin und Naturseifenproduzentin

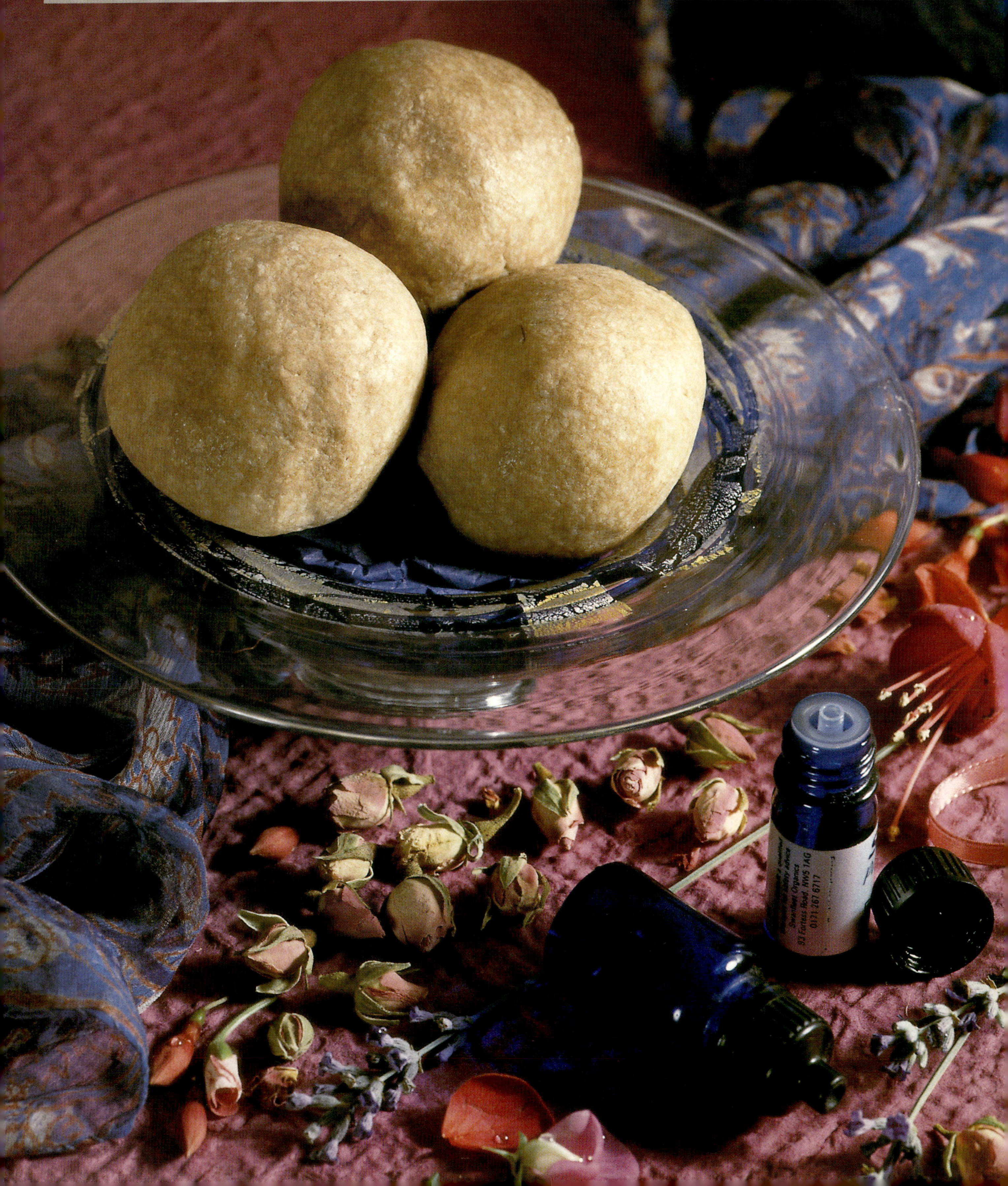

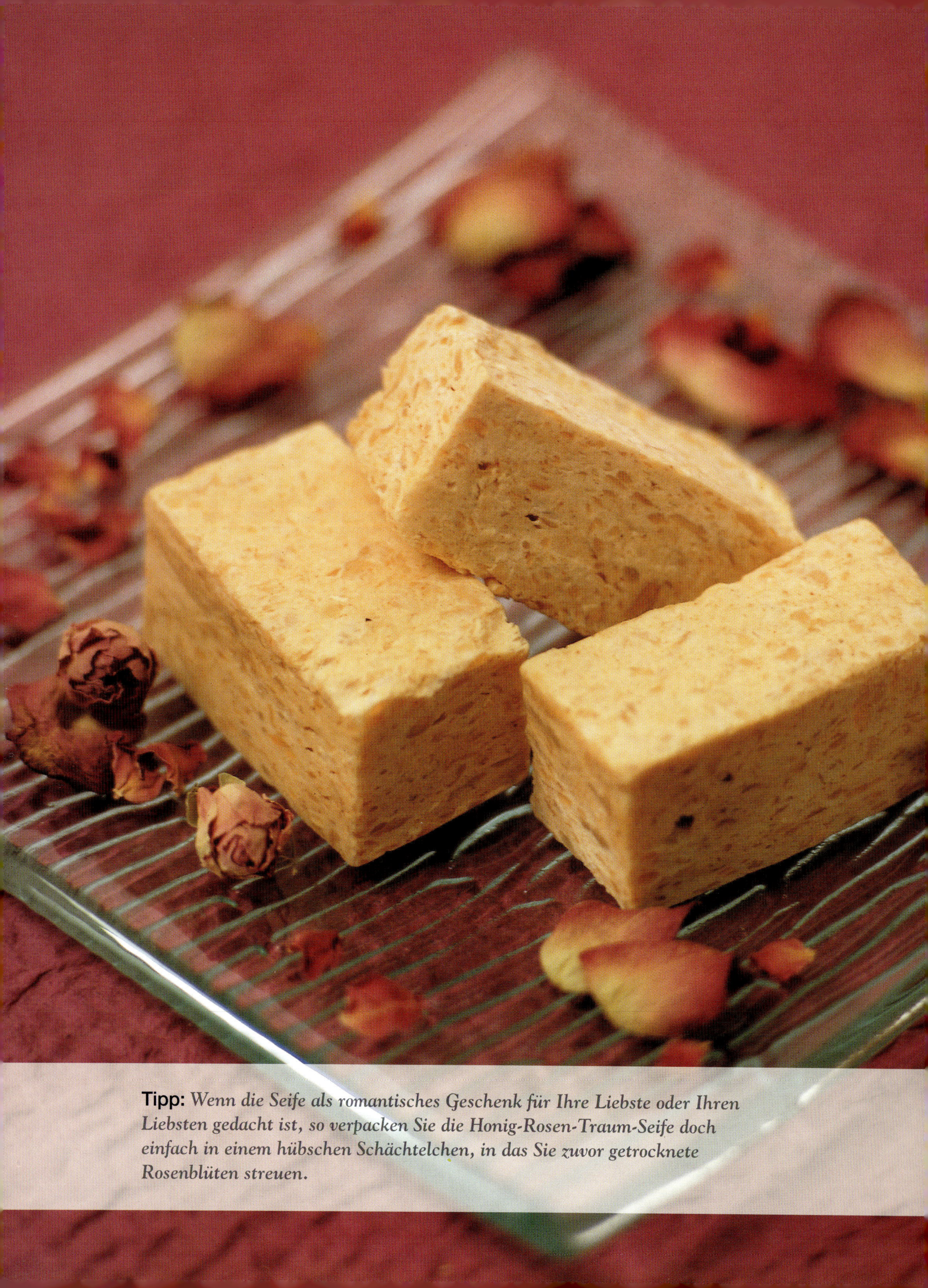

Tipp: *Wenn die Seife als romantisches Geschenk für Ihre Liebste oder Ihren Liebsten gedacht ist, so verpacken Sie die Honig-Rosen-Traum-Seife doch einfach in einem hübschen Schächtelchen, in das Sie zuvor getrocknete Rosenblüten streuen.*

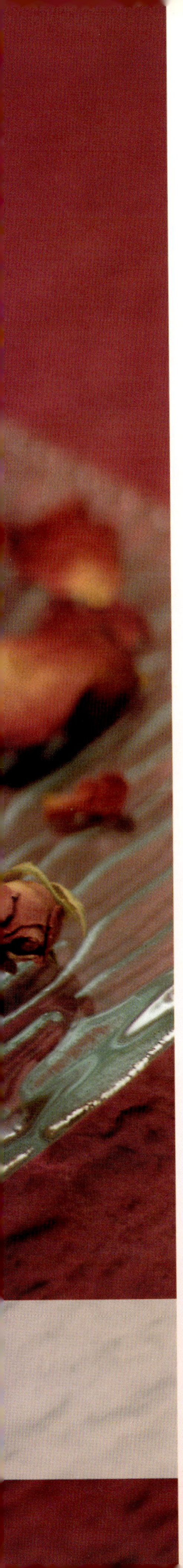

Cremeseifen

Zur Herstellung von Cremeseifen werden Seifenflocken verwendet. Vertrieben werden solche Seifenflocken von den auf den Seiten 126 und 127 aufgelisteten Händlern, aber auch gut sortierte Drogerien und Apotheken führen bereits Seifenflocken in ihrem Sortiment. Achten Sie beim Einkauf stets darauf, dass die Seifenflocken keine Waschmittelsubstanzen, Farb- oder Parfümstoffe enthalten.

Die Seifenflocken werden zusammen mit flüssigem Glyzerin (manchmal noch zusätzlich mit einem Basisöl wie zum Beispiel Mandelöl) über einem Simmertopf oder Gemüsedämpfer zum Schmelzen gebracht. Durch den Zusatz eines Basisöls wird die Seife leichter. Sind alle Seifenflocken geschmolzen, wird die Mixtur vom Herd genommen, um sodann die ätherischen Öle, natürlichen Farbstoffe sowie alle anderen Ingredienzien hinzuzufügen. Anschließend wird das Ganze mit einem Schneebesen oder einem elektrischen Rührstab aufgerührt, wodurch die Seife eine leichte, cremige Konsistenz erhält, aber schon nach wenigen Minuten wieder eindickt. Diese eingedickte Masse wird nun mit einem Löffel in eine befettete Form gefüllt und zum Abkühlen an einen kühlen Ort gestellt.

Honig-Rosen-Traum

Bei dieser milden Seife kommen die heilenden Eigenschaften des Honigs zum Tragen, wodurch sie süßlich riecht und die Haut sanft pflegt. Die gemahlenen Hagebutten verleihen der Seife einen pfirsichfarbenen Ton, und der sinnliche Rosenduft rundet das zarte Dufterlebnis ab.

Das wird gebraucht:

225 g Seifenflocken
200 ml Rosenwasser
1 Esslöffel (15 ml) Honig
1 Esslöffel (15 ml) Mandelöl
1 Esslöffel (10 ml) flüssiges Glyzerin
1 gehäufter Teelöffel gemahlene Hagebutten
25 Tropfen Rosenöl
10 Tropfen Neroliöl
10 Tropfen Kamillenöl
5 Tropfen Weihrauchöl

So wird's gemacht:

1 Seifenflocken, Rosenwasser, Honig, Mandelöl und Glyzerin über einem Simmertopf oder Gemüsedämpfer platzieren und so lange erwärmen, bis die Seifenflocken schmelzen. Mit einem Glasstäbchen gut durchrühren.

2 Als nächstes das Hagebuttenpulver hinzufügen und umrühren. Die Mischung nimmt nun einen Pfirsichfarbton an.

3 Das Ganze vom Herd nehmen und die ätherischen Öle tropfenweise beimengen. Danach die Masse mit einem elektrischen Rührstab verquirlen, bis sie eindickt.

4 Die Mixtur nun schnell mit einem Löffel in eine befettete Form füllen und mit dem zuvor in heißes Wasser getauchten Löffelrücken glattstreichen.

5 Die Form eine Stunde kalt stellen, bis die Seife fest ist und aus der Form genommen werden kann.

6 Für zwei oder drei Wochen zum Trocknen auf Wachspapier auflegen, und schon ist die Cremeseife fertig.

Indische Verheißung

Diese Seife wird nicht gefärbt, sondern behält ihr natürliches blass-cremiges Aussehen. Der exotische Duft erinnert an die warmen würzigen Duftnoten des Orients. Durch den Zusatz von Jojobaöl bekommt die Seife eine leichte Konsistenz, und die feuchtigkeitsspendenden Eigenschaften dieses Öls machen die Indische Verheißung zur perfekten Pflegeseife bei trockener Haut.

Das wird gebraucht:

225 g Seifenflocken
200 ml Orangenblütenwasser
2 Esslöffel (25 ml) Jojobaöl
1 Esslöffel (10 ml) flüssiges Glyzerin
1 Esslöffel (5 ml) Kakaobutter
20 Tropfen Sandelholzöl
10 Tropfen Ingweröl
5 Tropfen Korianderöl
5 Tropfen Zimtöl
5 Tropfen Zitronengrasöl
5 Tropfen Vanilleöl

So wird's gemacht:

1 Seifenflocken, Orangenblütenwasser, Jojobaöl und Glyzerin über einem Simmertopf oder Gemüsedämpfer platzieren und vorsichtig so lange erwärmen, bis die Seifenflocken schmelzen. Mit einem Glasstäbchen gut durchrühren.

2 Die Kakaobutter in einem kleinen Kochtopf zum Schmelzen bringen und zur geschmolzenen Mixtur hinzufügen.

3 Das Ganze vom Herd nehmen und die ätherischen Öle tropfenweise beimengen. Danach die Masse mit einem elektrischen Rührstab verquirlen, bis sie eindickt.

4 Die Masse nun schnell mit einem Löffel in eine befettete Form füllen und mit dem zuvor in heißes Wasser getauchten Löffelrücken glattstreichen.

5 Die Form eine Stunde kalt stellen, bis die Seife fest ist und aus der Form genommen werden kann.

6 Für zwei oder drei Wochen zum Trocknen auf Wachspapier auflegen, und schon ist die Seife fertig.

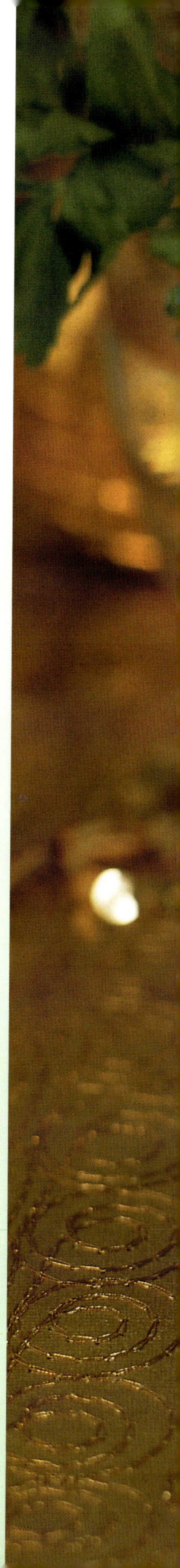

Wussten Sie, *… dass Gewürze (und somit ihre Düfte) traditionell als Appetitanreger eingesetzt werden? Viele der ätherischen Öle, die bei der Herstellung der Indischen Verheißung verwendet werden, finden auch in der indischen und asiatischen Küche Verwendung. Seit Jahrhunderten ist Sandelholzöl in Indien Bestandteil ayurvedischer Hautpflegetinkturen und dient als Duftgeber für Seifen.*

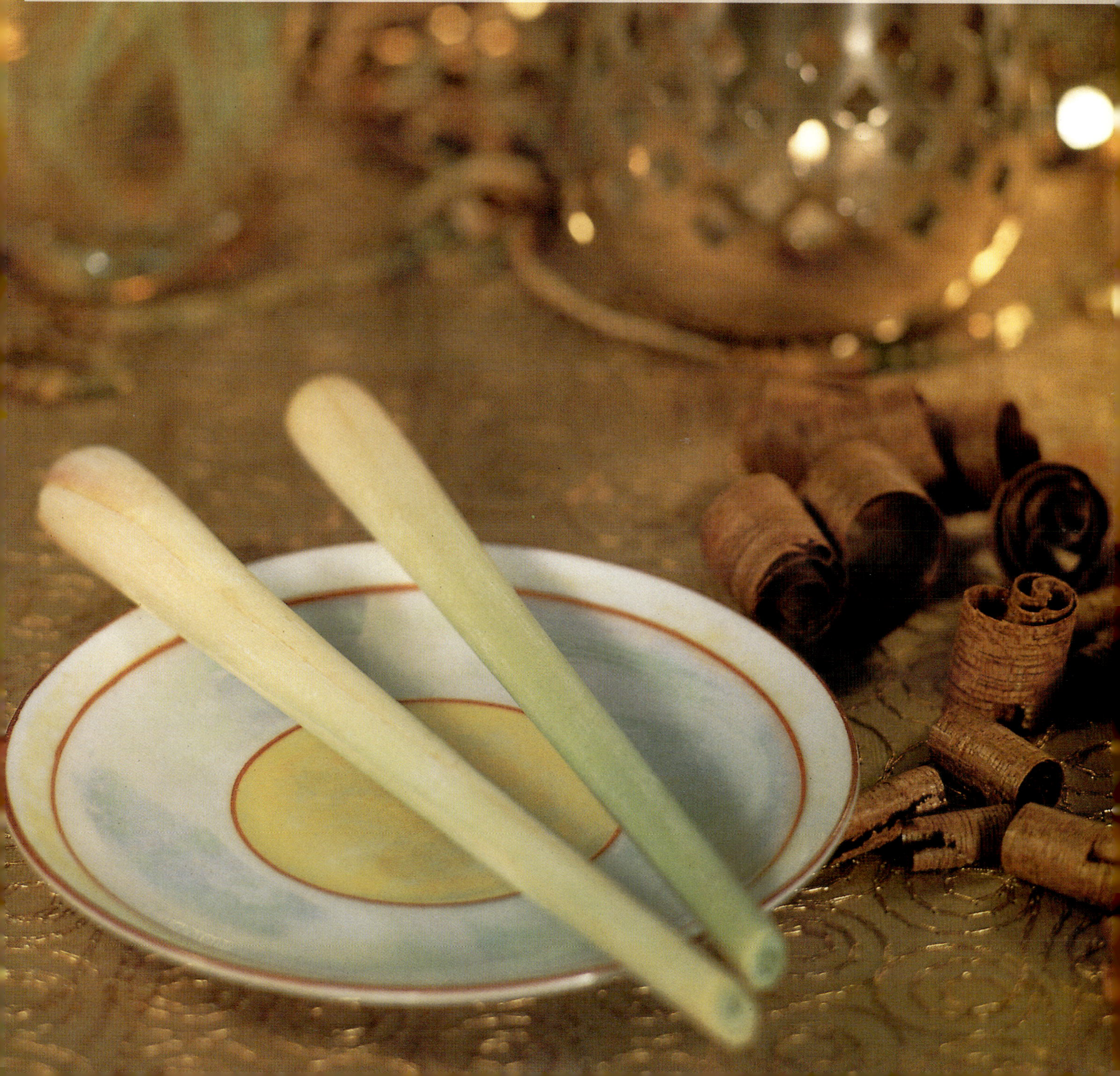

Tipp: *Die Rosenblüten geben der Sommerlichen Verführung eine interessante Textur und bewirken einen Marmorierungseffekt.*

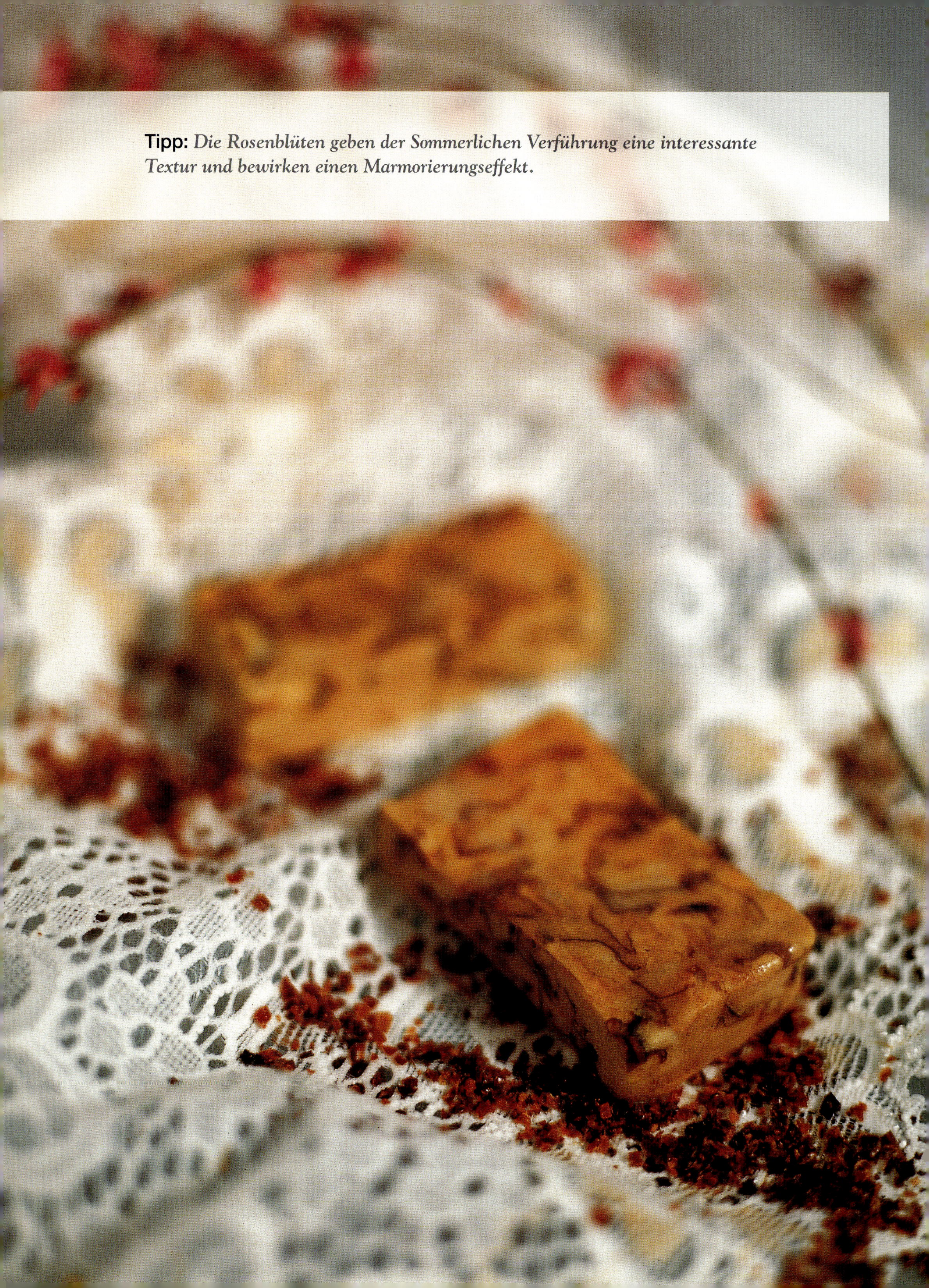

Duftseife aus Seifenspänen

Neben ganzen Seifenstücken und Seifenresten können zur Herstellung von Seifenspänen auch Überbleibsel aus vorangegangenen Experimenten mit der Seifenherstellung verwendet werden. Die nötige Menge an Reststücken, um eine lohnenswerte Zahl neuer Seifen machen zu können, hat sich meist ziemlich schnell angesammelt. Ganz wichtig bei der Arbeit mit Seifenresten ist, dass für die Rezepturen geringere Mengen ätherischer Öle und Farbstoffe verwendet werden sollen, da die meisten Reststücke ja bereits parfümiert und gefärbt sind.

Selbstgemachte Seife aus Seifenspänen ist weicher und lockerer in der Konsistenz, allerdings auch weniger ergiebig als die gekauften Seifen. Nichtsdestoweniger bereitet sowohl die Herstellung als auch der Gebrauch selbstgemachter Naturseife viel mehr Vergnügen als die Benutzung der zum Kauf angebotenen ergiebigeren, jedoch aus synthetischen Inhaltsstoffen hergestellten Seifenprodukte. In den folgenden Rezepturen wird eine Reihe von Möglichkeiten vorgestellt, Seifen einzufärben und zu parfümieren sowie ihnen eine interessante Struktur zu geben. Sind die ersten Versuche mit den angegebenen Rezepten einmal geglückt, steht der eigenen Kreativität und spannenden Experimenten mit anderen zusätzlichen Ingredienzien nichts mehr im Wege.

Sommerliche Verführung

Die gemahlenen Hagebutten verleihen dieser süßlich duftenden Seife einen romantischen pfirsichfarbenen Ton. Die auch als afrikanische Karitébutter bekannte Sheabutter wirkt hautberuhigend und macht trockene und rissige Haut wieder weich und geschmeidig; ihre nährende und pflegende Wirkung ist für alle Hauttypen, besonders aber für Menschen mit empfindlicher Haut geeignet.

Das wird gebraucht:

530 ml Wasser
1 Esslöffel (10 g) gemahlene Hagebutten
225 g geraspelte, unparfümierte, ungefärbte Pflanzenseife
30 ml Bienenwachs
30 ml Sheabutter
1 Teelöffel (5 g) Rosenblüten oder getrocknete Rosenknospen
20 Tropfen Rosenholzöl
10 Tropfen Rosenöl
10 Tropfen Bergamotteöl
10 Tropfen Patchouliöl
5 Tropfen Ylang-Ylang-Öl
5 Tropfen Vetiveröl

So wird's gemacht:

1 Eine ausreichende Zahl Seifenförmchen mit etwas Sonnenblumenöl einfetten – aus der angegebenen Mengenangabe lassen sich in etwa 12 Stück Seife herstellen. Das Wasser in den oberen Teil des Simmertopfs oder Gemüsedämpfers schütten und zum Köcheln bringen. Falls Sie keinen solchen Topf zur Verfügung haben, können Sie auch zwei verschieden große Töpfe verwenden, wobei der kleinere in den größeren gestellt wird. Löffelweise die gemahlenen Hagebutten und die Seifenspäne hinzufügen und vorsichtig mit dem Wasser verrühren.

2 Bis die Seifenspäne vollständig geschmolzen sind, dauert es oft eine Stunde oder länger, wobei während dieses Vorgangs ständiges Rühren notwendig ist. Entweder Sie warten, bis die Seife unter mehrfachem Rühren vollends geschmolzen ist, oder Sie rühren die Mixtur lediglich fünf Minuten um, bis Sie eine klebrige Masse erhalten und die Seifenspäne zu schmelzen beginnen, füllen diese Masse dann in einen Standmixer und mixen so lange, bis die Masse eine ganz weiche Konsistenz hat. Möglicherweise muss noch ein wenig Wasser hinzugefügt werden.

3 Sobald die Seife vollständig geschmolzen ist, das Bienenwachs und die Sheabutter hinzufügen und rühren, bis alles geschmolzen ist. Sollten Sie für die Seifen-Wasser-Mischung den Standmixer benutzt haben, so schütten Sie diese Mischung wieder zurück in den Topf und rühren vorsichtig um, damit so viel Luft wie möglich entweichen kann. Erst danach das Bienenwachs und die Sheabutter hinzufügen.

4 Nun das Ganze vom Herd nehmen und vorsichtig die Rosenblüten einrühren. Zum Schluss die ätherischen Öle beigeben und erneut vorsichtig durchrühren.

5 Die Seife in die vorbereiteten befetteten Formen füllen und mit einer Plastikfolie bedecken. Die Folie nach 24 Stunden entfernen und die Formen für weitere 24 Stunden an einen warmen, trockenen Platz stellen. Danach die Seifen aus den Formen nehmen und auf Wachspapier auflegen.

6 Falls Sie lediglich eine einzige große Seifenform verwendet haben sollten, schneiden Sie den Seifenblock nach einer Woche an allen Seiten zurecht, um den Block danach mit dem Messer in einzelne Seifenstücke zu zerteilen. Überprüfen Sie nun in Abständen von ungefähr zehn Tagen, ob die Seifenstücke auch gut austrocknen und fest werden, und drehen Sie sie immer wieder um. Unebene oder verfärbte Randstücke stets abschneiden. Nach etwa drei Wochen sind die Seifen für gewöhnlich fertig.

Hafer-Honig-Seife

Hafer-Honig-Seifen haben in einigen Ländern als sanftes Peeling- und Hautberuhigungsmittel schon lange Tradition. Das Hafermehl gibt der Seife eine angenehme Konsistenz und entfernt auf sanfte Weise tote Hautzellen. Honig wirkt hautberuhigend und ist ein hervorragender Feuchtigkeitsspender. Kakaobutter wirkt ebenfalls hautberuhigend, macht sie weich und geschmeidig und ist aufgrund ihrer rückfettenden Wirkung ideal für strapazierte, trockene Haut.

Das wird gebraucht:

530 ml Wasser

225 g geraspelte, unparfümierte, ungefärbte Pflanzenseife

30 ml Bienenwachs

30 ml Kakaobutter

1 Esslöffel (15 g) fein gemahlenes Hafermehl

1 Esslöffel (15 ml) leicht erwärmter Honig

5 Tropfen Vanilleöl

20 Tropfen Muskatnussöl

20 Tropfen Sandelholzöl

15 Tropfen Orangenöl

So wird's gemacht:

1 Eine ausreichende Zahl Seifenförmchen mit etwas Sonnenblumenöl einfetten – aus der angegebenen Menge lassen sich in etwa 12 Stück Seife herstellen. Das Wasser in den oberen Teil des Simmertopfs oder Gemüsedämpfers schütten und zum Köcheln bringen. Falls Sie keinen solchen Topf zur Verfügung haben, können Sie auch zwei verschieden große Töpfe verwenden, wobei der kleinere in den größeren gestellt wird. Löffelweise die Seifenspäne hinzufügen und vorsichtig mit dem Wasser verrühren.

2 Bis die Seifenspäne vollständig geschmolzen sind, dauert es oft eine Stunde oder länger, wobei während dieses Vorgangs ständiges Rühren notwendig ist. Entweder Sie warten, bis die Seife unter mehrfachem Rühren vollends geschmolzen ist, oder Sie rühren die Mixtur lediglich fünf Minuten um, bis Sie eine klebrige Masse erhalten und die Seifenspäne zu schmelzen beginnen, füllen diese Masse dann in einen Standmixer und mixen so lange, bis die Masse eine ganz weiche Konsistenz hat. Möglicherweise muss noch ein wenig Wasser hinzugefügt werden.

3 Sobald die Seife vollständig geschmolzen ist, das Bienenwachs und die Kakaobutter hinzufügen und rühren, bis alles geschmolzen ist. Sollten Sie für die Seifen-Wasser-Mischung den Standmixer benutzt haben, so schütten Sie diese Mischung wieder zurück in den Topf und rühren vorsichtig um, damit so viel Luft wie möglich entweichen kann. Erst danach das Bienenwachs und die Kakaobutter hinzugeben.

4 Nun das Ganze vom Herd nehmen und vorsichtig das Hafermehl einrühren. Alles gut durchmischen und zum Schluss den Honig und die ätherischen Öle beigeben und erneut vorsichtig umrühren.

5 Die Seife in die vorbereiteten befetteten Formen füllen und mit einer Plastikfolie bedecken. Die Folie nach 24 Stunden entfernen und die Formen für weitere 24 Stunden an einen warmen, trockenen Platz stellen. Danach die Seifen aus den Formen nehmen und auf Wachspapier auflegen.

6 Falls Sie lediglich eine einzige, große Seifenform verwendet haben sollten, schneiden Sie den Seifenblock nach einer Woche an allen Seiten zurecht, um den Block danach mit dem Messer in einzelne Seifenstücke zu zerteilen. Überprüfen Sie nun in Abständen von ungefähr zehn Tagen, ob die Seifenstücke auch gut austrocknen und fest werden, und drehen Sie sie immer wieder um. Unebene oder verfärbte Randstücke stets abschneiden. Nach etwa drei Wochen sind die Seifen für gewöhnlich gebrauchsfertig.

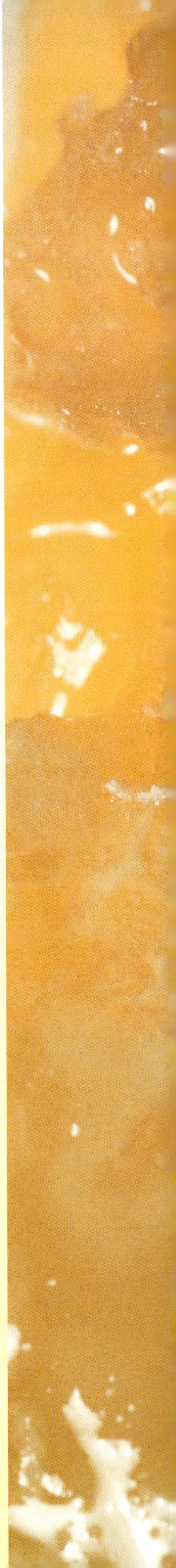

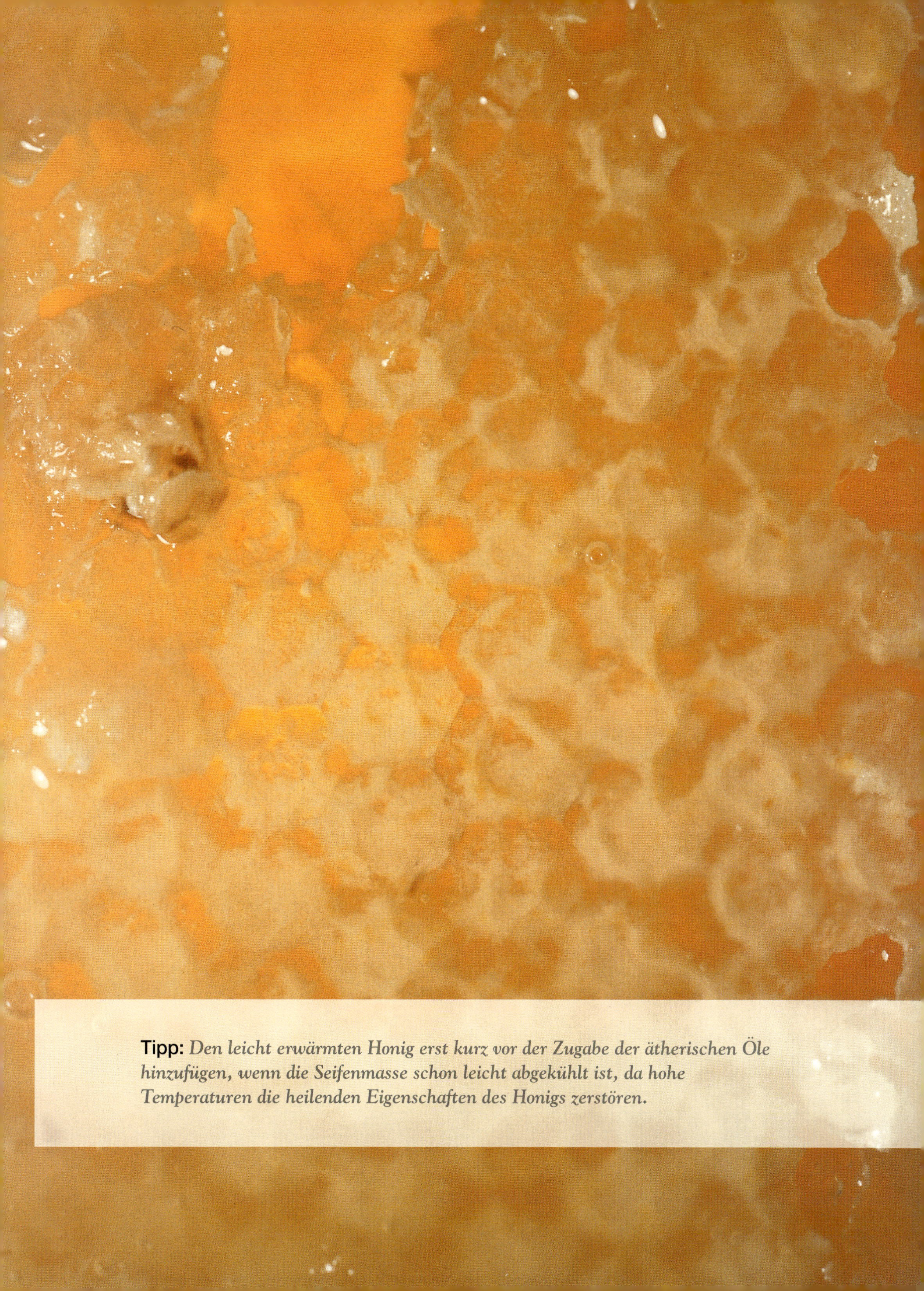

Tipp: *Den leicht erwärmten Honig erst kurz vor der Zugabe der ätherischen Öle hinzufügen, wenn die Seifenmasse schon leicht abgekühlt ist, da hohe Temperaturen die heilenden Eigenschaften des Honigs zerstören.*

Wussten Sie, *… dass früher viele Hausfrauen halbierte Zitronen neben dem Spülbecken in der Küche aufbewahrten, mit denen sie den intensiven Knoblauch- und Zwiebelgeruch von Fingern und Händen rubbelten? Die beschriebene Zitrusseife stellt eine gute Alternative für diese althergebrachte Methode dar und leistet besonders in der Küche gute Dienste.*

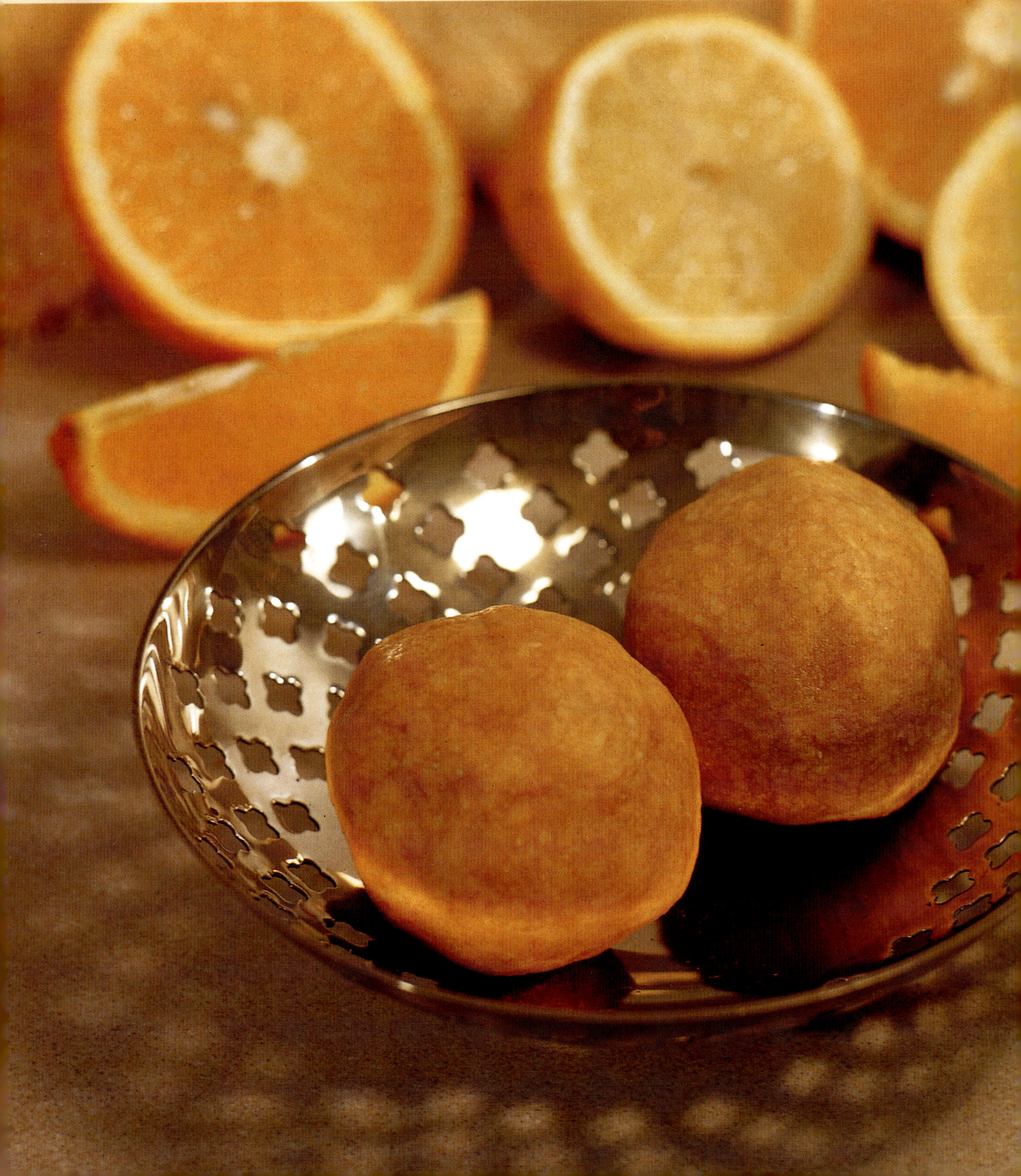

Waschbälle

Waschbälle sind eine weitere von vielen Seifenvarianten zum Selbermachen. Die folgenden Rezepturen sind so ausgewählt, dass daraus einfach herzustellende, leicht formbare Waschbälle entstehen; zu den Ingredienzien zählen Bindemittel wie Wäschestärke und Veilchenwurzelpulver. Veilchenwurzeln (Iriswurzel) finden hauptsächlich in der Parfümindustrie als Fixativ Anwendung, was bedeutet, dass das Veilchenwurzelpulver die Fähigkeit besitzt, den Duft eines Parfüms über einen langen Zeitraum zu „fixieren", also zu erhalten. Bei der Herstellung von Waschbällen dient die Veilchenwurzel sowohl als Bindemittel als auch als Fixativ.

Soll eine andere Wirkung erzielt werden, können die Seifenbälle auch aus kaltgerührter Seife erzeugt werden. Bei dieser Methode ist die Seife nach etwa einer Woche Trocknungszeit fest genug, um sie weiterverarbeiten zu können, zugleich aber immer noch weich genug, um ihr verschiedene Formen zu geben. Dafür genügt es, ein Stück Seife abzureißen und daraus einen Seifenball zu formen (vergessen Sie dabei nie, Gummihandschuhe zu tragen!). Achten Sie darauf, dass die Seife relativ feucht ist. Wenn Sie mit dem Formen fertig sind, rollen Sie den Seifenball in feinstgehobelten weißen Seifenspänen, gemahlenen Blumenblüten und Hafermehl.

Orangen-Zitronen-Duftbombe

Die Kombination aus Zitrusölen und anderen zitronen- und orangenähnlichen Ölen verleiht dieser „Duftbombe" ihren scharfen, süßlichen Duft. Abgerundet wird das erfrischende, saubere Aroma der Seife durch einen Hauch floraler Süße.

Das wird gebraucht:

225 g Seifenflocken
1 Teelöffel (5 ml) Veilchenwurzelpulver (Iriswurzel)
1 Teelöffel (5 ml) Wäschestärke
15 Tropfen Orangenöl
15 Tropfen Zitronenöl
10 Tropfen Mandarinenöl
10 Tropfen Petitgrainöl
5 Tropfen Zitronengrasöl
5 Tropfen Bergamotteöl
5 Tropfen Rosenholzöl
5 Tropfen Geraniumöl
1 Esslöffel (15 ml) Mandelöl
1 Esslöffel (10 ml) orange oder gelbe Farbe, je nach persönlicher Vorliebe (siehe S. 28)
5 Esslöffel (75 ml) heißes Orangenblütenwasser

So wird's gemacht:

1 Die Seifenflocken mit einem Stößel im Mörser zermahlen, bis Sie ein Pulver erhalten. Das Pulver in eine Schüssel geben.

2 Veilchenwurzelpulver und Wäschestärke hinzufügen und gut vermischen. Das Mandelöl mit den ätherischen Ölen vermengen. Diese Ölmischung dann zusammen mit dem Farbstoff der Wahl den trockenen Zutaten beigeben und alles gut vermischen.

3 Nun das heiße Orangenblütenwasser in die Schüssel leeren und mit einer Gabel alles gut verrühren.

4 Sobald die Mixtur zu binden beginnt, aus der Masse mit den Händen einen gleichmäßigen, geschmeidigen Teig kneten, diesen in drei annähernd gleich große Teile teilen und daraus Bälle formen.

5 Die Hände mit ein wenig Sonnenblumenöl befetten und die Bälle so lange bearbeiten, bis sie keine Unregelmäßigkeiten mehr aufweisen.

6 Die Waschbälle auf Wachspapier platzieren und fünf Tage an einen warmen, trockenen Ort zum Trocknen stellen – voilà, fertig sind die Zitrusbomben!

Gewürzschokolade-Bällchen

Diese Waschbälle aus echter Bio-Schokolade duften so köstlich, dass man sie am liebsten vernaschen möchte. Die Schokolade und der gemahlene Zimt verleihen der Seife eine hübsche, intensive, erdbraune Farbe. Falls Sie kleine Kinder haben oder welche zu Besuch kommen, machen Sie sie darauf aufmerksam, dass es sich bei diesen schokoladig duftenden Bällchen nicht um essbare Schokokugeln, sondern um Seifen handelt!

Das wird gebraucht:

225 g Seifenflocken
1 Esslöffel (15 ml) Bio-Kakao oder Bitterschokolade-Pulver
1 Teelöffel (5 ml) Wäschestärke
2 Esslöffel (25 ml) Aprikosenkernöl
1/2 Teelöffel (2,5 ml) gemahlener Zimt
10 Tropfen Muskatnussöl
10 Tropfen Zimtöl
5 Tropfen Kardamomöl
5 Tropfen Vanilleöl
5 Esslöffel (75 ml) heißes Wasser

So wird's gemacht:

1 Die Seifenflocken mit einem Stößel im Mörser zermahlen, bis Sie ein Pulver erhalten. Das Pulver in eine Schüssel geben.

2 Das Kakaopulver und die Wäschestärke hinzufügen und gut vermischen. Das Aprikosenkernöl mit den ätherischen Ölen vermengen. Diese Ölmischung sodann den trockenen Zutaten beifügen und alles gut verrühren.

3 Nun das heiße Wasser in die Schüssel leeren und alles mit einer Gabel gut verrühren.

4 Sobald die Mixtur zu binden beginnt, aus der Masse mit den Händen einen gleichmäßigen, geschmeidigen Teig kneten, diesen in drei annähernd gleich große Teile teilen und daraus Bälle formen.

5 Die Hände mit ein wenig Sonnenblumenöl befetten und die Bälle so lange bearbeiten, bis sie keine Unregelmäßigkeiten mehr aufweisen.

6 Die Waschbälle auf Wachspapier platzieren und an einen warmen, trockenen Ort zum Trocknen stellen. Nach fünf Tagen sind die Gewürzschokoladebällchen fertig.

Tipp: *Schon im Altertum war das Waschen oder Baden mit Milch ein beliebtes Mittel, um die Haut geschmeidig zu erhalten; weltberühmt sind etwa die Eselsmilchbäder der ägyptischen Königin Kleopatra. Wenn Sie eine cremige Milch-Schokolade-Seife herstellen möchten, ersetzen Sie einfach die angegebene Menge Wasser durch Ziegen-, Kuh- oder Hafermilch.*

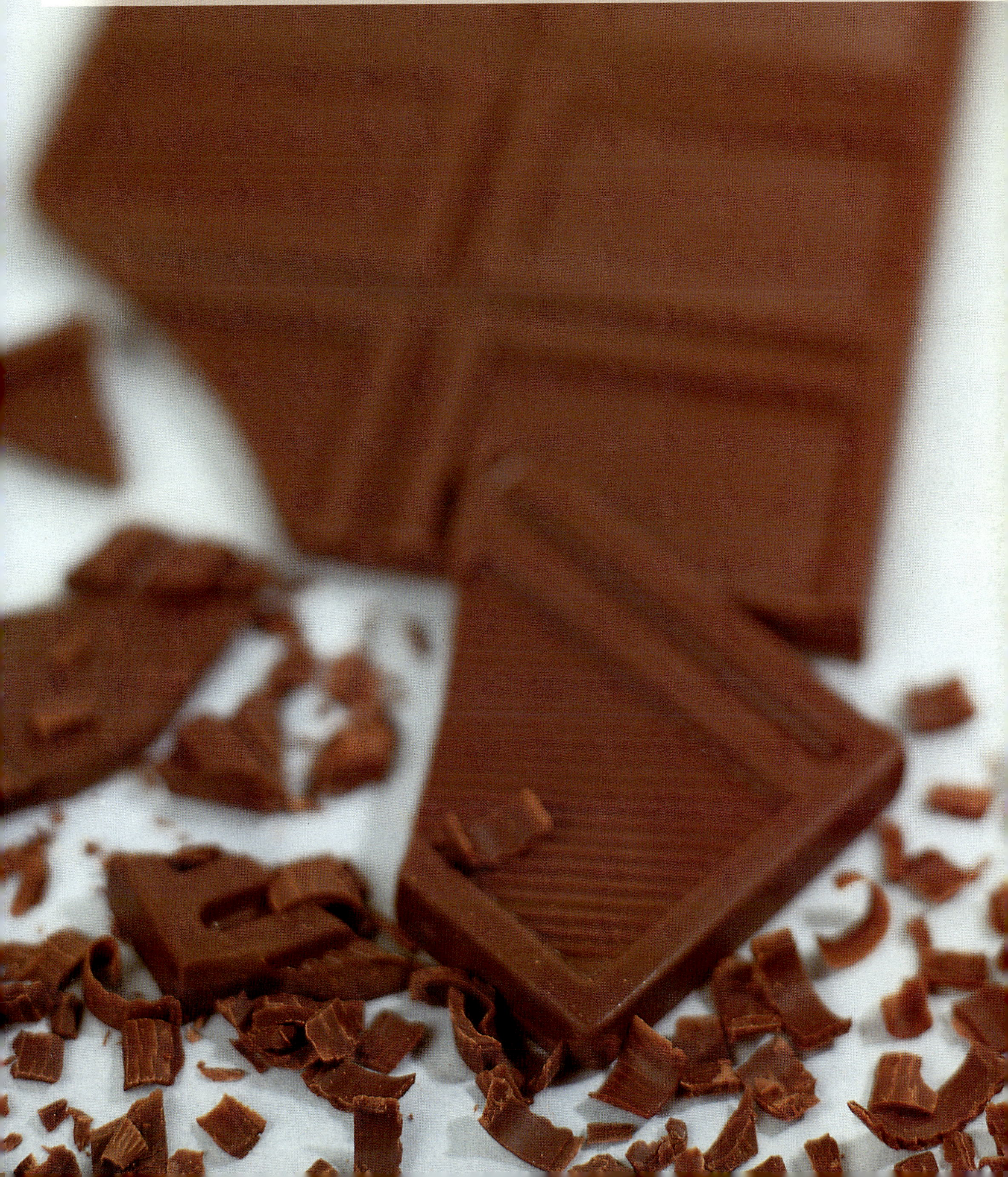

Tipp: *Wenn nach dem händischen Einarbeiten der roten Farbe in die Lila Marmorkugeln rötliche und pinkfarbene Farbflecken auf Ihren Fingerspitzen zurückbleiben, besteht kein Grund zur Sorge – entweder geht die Farbe nach ein bis zwei Tagen von selbst ab, oder Sie schrubben sie mit einer eingeseiften Nagelbürste ab.*

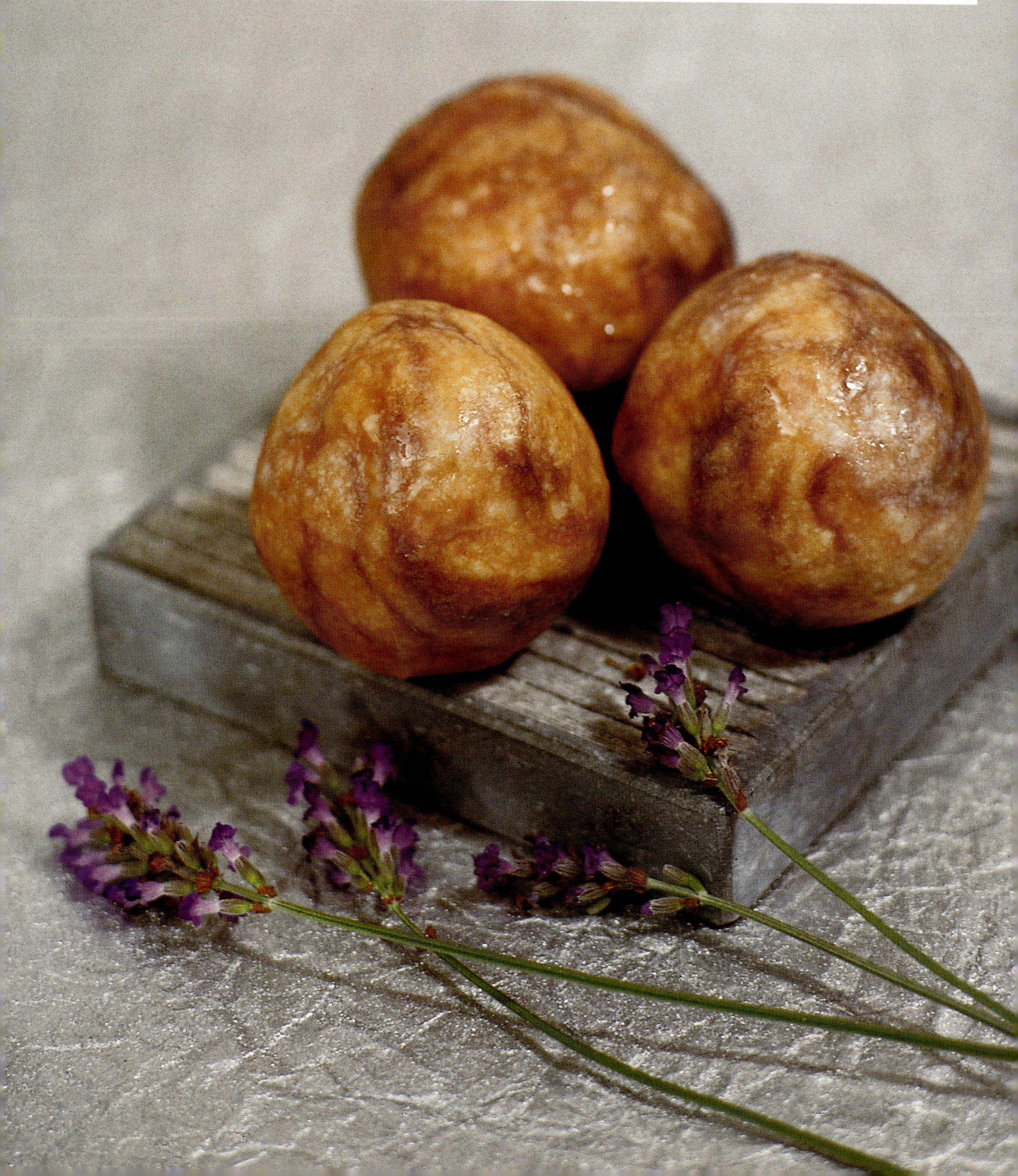

Lila Marmorkugeln

Diese kunstvollen Waschbälle werden von feinen lila- und pfirischfarbenen Wellen durchzogen. Der Marmorierungseffekt entsteht dadurch, dass die Farbe erst dann eingearbeitet wird, wenn der Seifenteig bereits fertig ist. Die Waschbälle haben ein schweres, intensives Aroma mit einer harzig-holzigen Note, verbunden mit einem hellen, frischen und süßlich-floralen Duft.

Das wird gebraucht:

225 g Seifenflocken
1 Teelöffel (5 ml) Veilchenwurzelpulver (Iriswurzel)
1 Teelöffel (5 ml) Wäschestärke
1 Esslöffel (10 ml) geschmolzene Sheabutter
15 Tropfen Weihrauchöl
15 Tropfen Sandelholzöl
10 Tropfen Patchouliöl
10 Tropfen Geraniumöl
10 Tropfcn Bergamotteöl
5 Tropfen Rosenöl
5 Tropfen Ylang-Ylang-Öl
5 Esslöffel (75 ml) heißes Rosenwasser
2 Esslöffel (25 ml) rote Farbe (siehe S. 28)

So wird's gemacht:

1 Die Seifenflocken mit einem Stößel im Mörser zermahlen, bis Sie ein Pulver erhalten. Das Pulver in eine Schüssel geben.

2 Veilchenwurzelpulver und Wäschestärke hinzufügen und gut vermischen. Dann die ätherischen Öle zusammen mit der heißen, geschmolzenen Sheabutter den trockenen Zutaten beigeben und alles gut vermischen.

3 Nun das heiße Rosenwasser in die Schüssel leeren und mit einer Gabel alles gut verrühren.

4 Sobald die Mixtur zu binden beginnt, aus der Masse mit den Händen einen gleichmäßigen, geschmeidigen Teig kneten. Nun die rote Farbe mit den Fingerspitzen so in den Teig einarbeiten, dass ein Marmorierungseffekt entsteht. Den Teig anschließend in drei annähernd gleich große Teile teilen und daraus Bälle formen.

5 Die Hände mit ein wenig Sonnenblumenöl befetten und die Bälle so lange bearbeiten, bis sie keine Unregelmäßigkeiten mehr aufweisen.

6 Die Waschbälle auf Wachspapier platzieren, fünf Tage an einen warmen, trockenen Ort zum Trocknen stellen, und schon sind sie fertig.

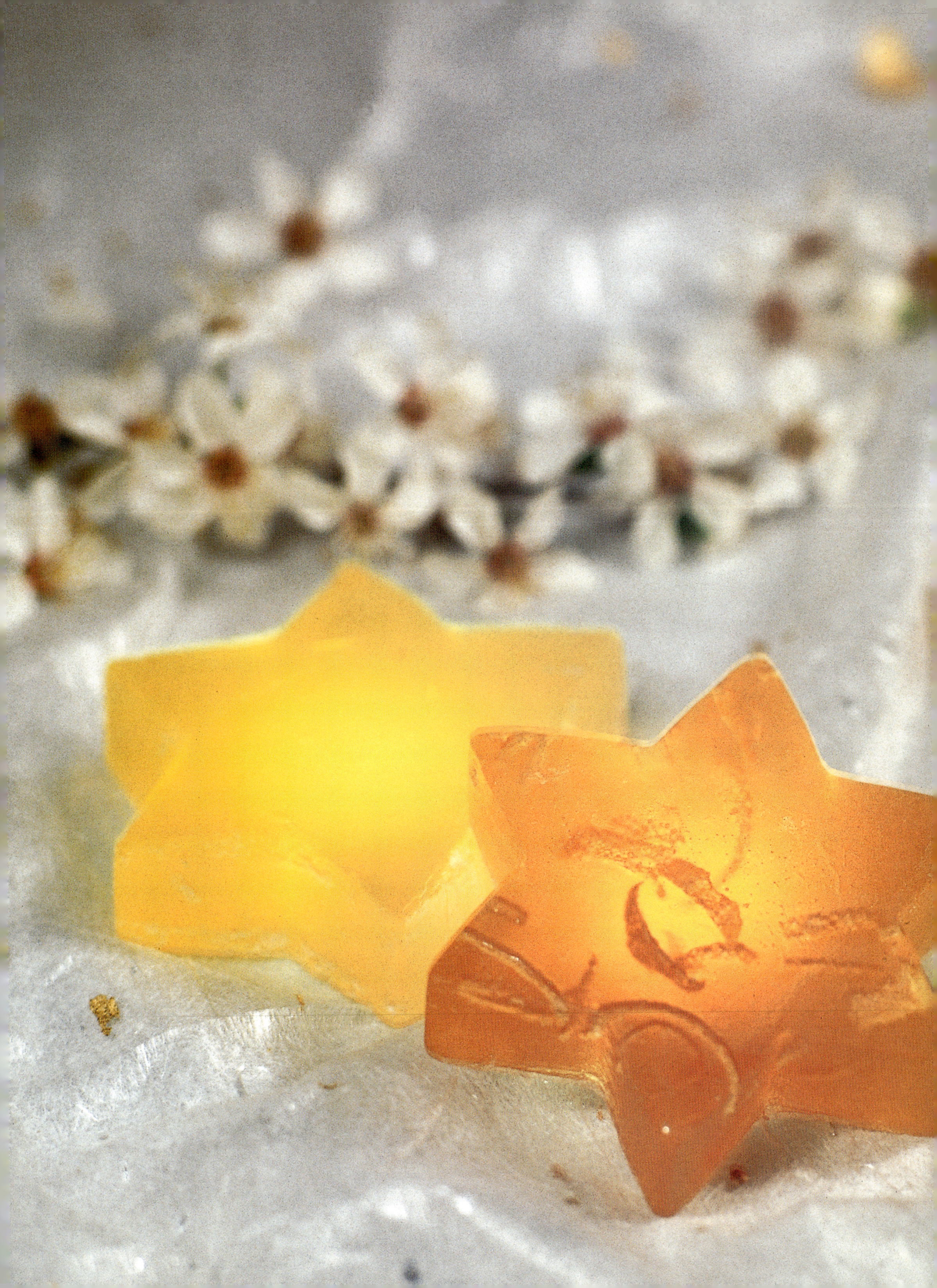

5 Glyzerinseifen und kaltgerührte Pflanzenseifen

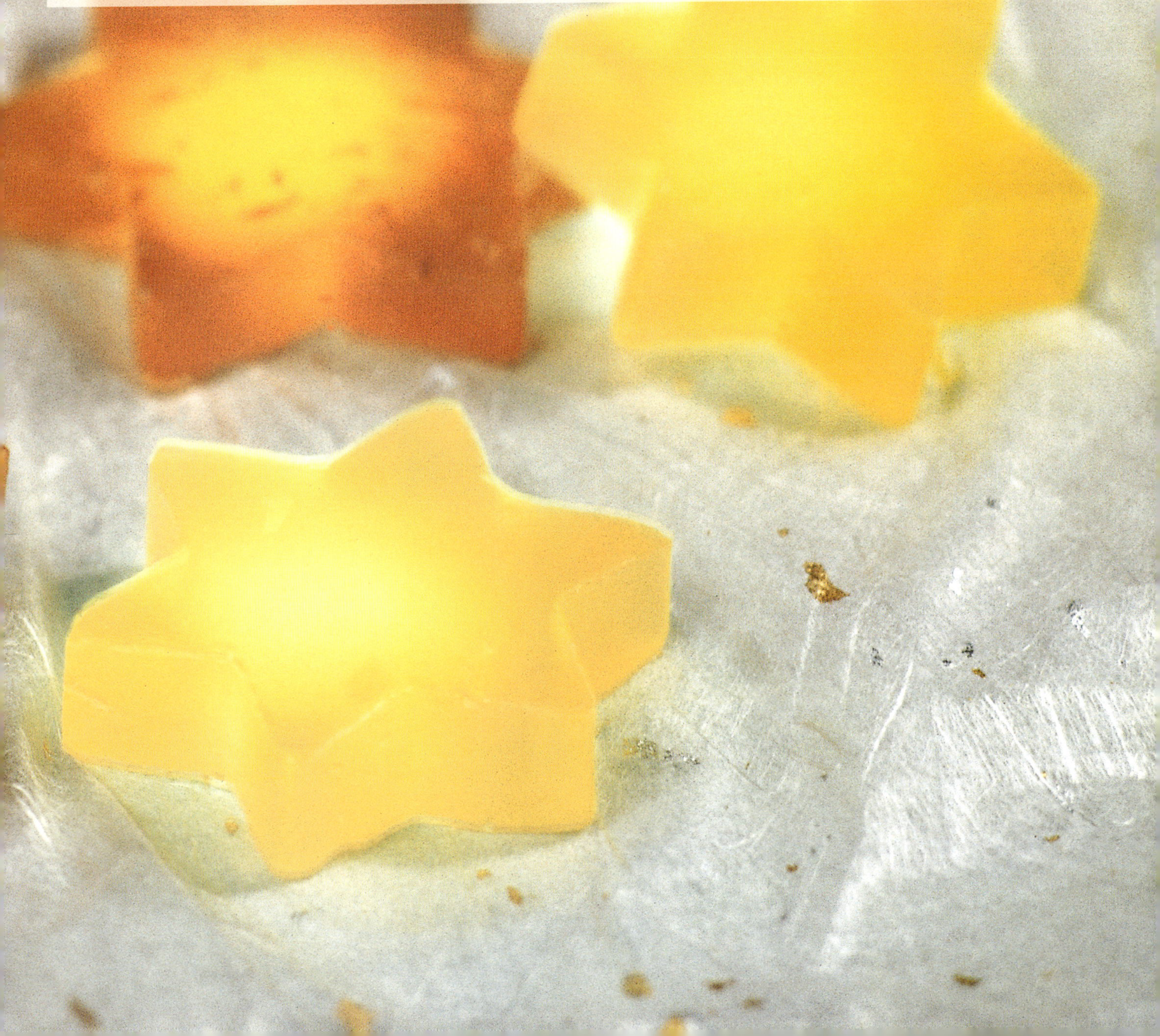

„Lesen Sie alles, was Sie können, um die Grundlagen der Seifenmacherei zu verstehen – gehen Sie dann aber Ihre eigenen Wege."

Susan Miller Cavitch, Autorin und Naturseifenproduzentin

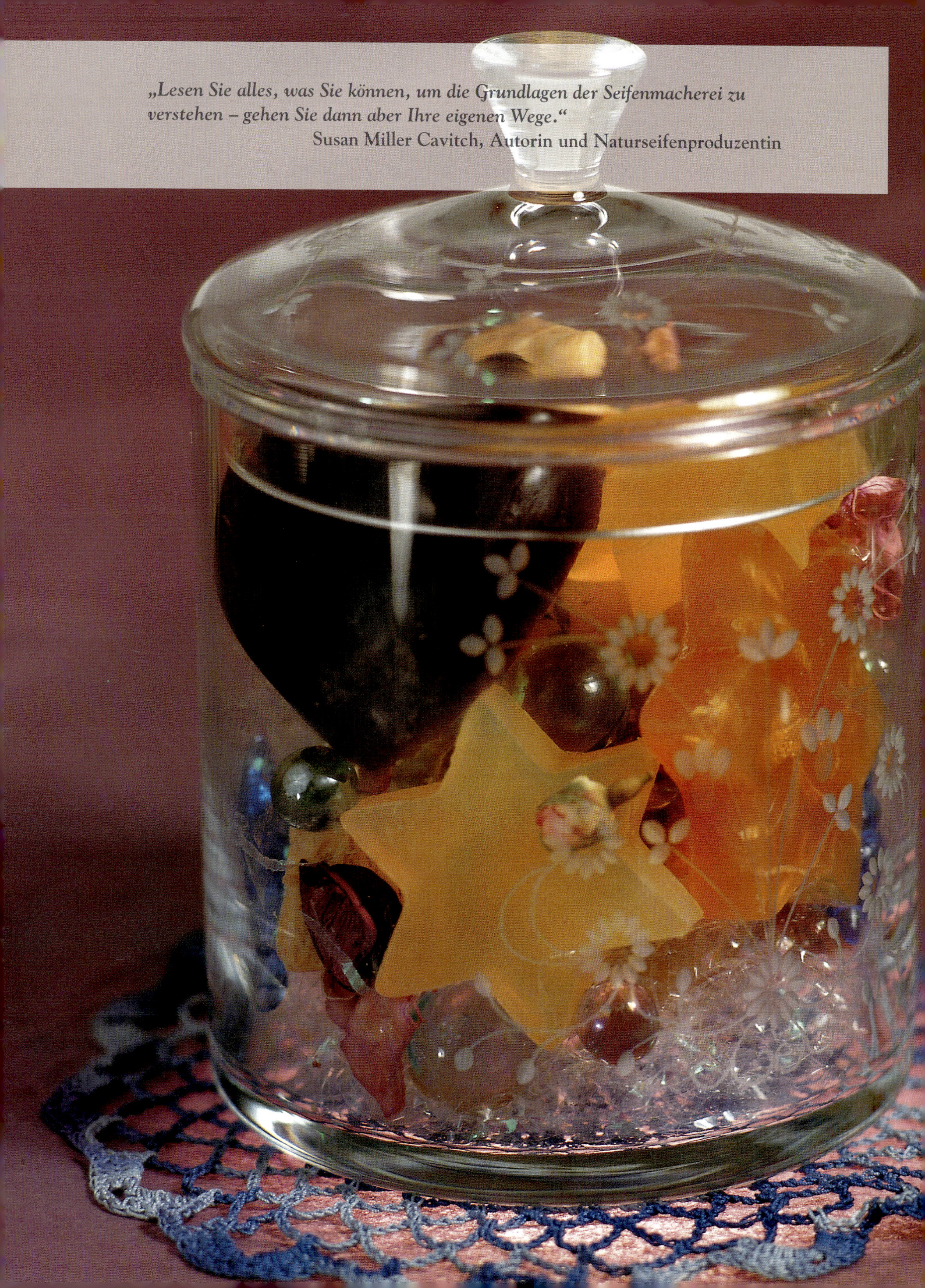

Über die Herstellung „echter" Seife

Von allen in diesem Buch beschriebenen Möglichkeiten der Seifenherstellung ist das in diesem Kapitel erläuterte Kaltverfahren mit Sicherheit die komplizierteste und zeitaufwendigste Methode, die etwas Geduld verlangt. Aber nach den ersten, möglicherweise noch unbrauchbaren „Übungsstücken" bekommen Sie mit der Zeit ein Gefühl für die genauen Abläufe beim Kaltverfahren und werden schon bald merken, wie sehr es sich lohnt, natürliche Seifen ohne Zusatz von Fertigprodukten selbst herzustellen. Hat das erste Stück selbstgemachte Seife einmal den Weg ins Badezimmer gefunden, werden Sie nicht mehr darauf verzichten wollen und unter Umständen kommerziell produzierten Seifen gänzlich den Rücken zukehren.

Wie aus dem Zitat von Susan Miller Cavitch auf Seite 70 bereits hervorgeht, ist es für Neulinge in der Seifenherstellung hilfreich, sich erst einmal so gut wie möglich auf das „Abenteuer Seifenmachen" vorzubereiten und einzulesen. Überlegungen hinsichtlich der Wahl der richtigen Grundingredienzien spielen dabei eine wichtige Rolle. Die Autorin dieses Buches plädiert für eine nachhaltige und natürliche Lebensweise, weshalb ausschließlich pflanzliche und aus kontrolliert-biologischem Anbau stammende Produkte und Rohstoffe zum Einsatz kommen. Bei der kommerziellen Seifenproduktion werden die Zutaten meist danach ausgewählt, wie viel Geld sie kosten und welche optischen Vorteile sie dem Seifenendprodukt bringen. Bei den natürlichen Grundingredienzien empfiehlt es sich, das Hauptaugenmerk darauf zu legen, ob und welche Eigenschaften sie für die Pflege der Haut besitzen. Informieren Sie sich vorab über die große Palette an Basisölen und Nährstoffen und deren unterschiedliche Charakteristika.

Cavitch regt in ihrem Zitat auch an, sich nicht vor Kreativität zu scheuen, sobald die grundlegenden Techniken beherrscht werden. Die Seifenherstellung kann zur Kunst werden, wenn wir uns dem Entstehungsprozess einer Seife mit der Leidenschaft, den Visionen und dem kreativen Schaffen eines Künstlers oder einer Künstlerin widmen. Schöne Seifen, auf ungewöhnliche und ansprechende Weise verpackt und präsentiert, können das Badezimmer schmücken, ohne dabei ihre ursprüngliche Funktion zu verlieren. Selbstgemachte Seifen sind auch ein nettes Geschenk – in Kapitel 7 (siehe S. 108–117) finden Sie einige Anregungen und Ideen, wie sich Seifen ansprechend verpacken und präsentieren lassen.

Ärgern Sie sich nicht, wenn das eine oder andere Stück kaltgerührter Seife nichts geworden ist. Wichtig ist, der Ursache auf den Grund zu gehen und herauszufinden, was weshalb schief gelaufen ist. Mit diesem Wissen können Sie den gleichen Fehler beim nächsten Mal vielleicht vermeiden. Wissen ist aber nicht alles: Eine gewisse Portion Glück und der eine oder andere Kniff spielen bei der Seifenherstellung ebenso eine Rolle, und selbst den erfahrensten Seifenproduzenten/Innen passiert es schon einmal, dass eine Seife nicht so gelingt, wie geplant, oder gar völlig danebengeht. Am Ende des Buches finden Sie dazu eine Liste mit Tipps und Tricks zu häufig auftretenden Problemen bei der Seifenherstellung (siehe S. 122).

Die Herstellung von Glyzerinseife dagegen ist viel einfacher, geht schneller und stellt einen guten Gegensatz zum arbeitsintensiven und zeitaufwendigen Kaltverfahren dar. So kann es durchaus vorkommen, dass Sie in der Zeit, in der Ihre erste kaltgerührte Seife zum Trocknen und Reifen abliegt, bereits ein großes Stück Glyzerinseife hergestellt und auch schon zur Gänze verbraucht haben! Nichtsdestoweniger haben diese beiden Seifenarten etwas gemein, das sie von den bisher beschriebenen Seifen unterscheidet: Sowohl kaltgerührte als auch Glyzerinseifen werden auch industriell gefertigt und kommerziell vertrieben, wohingegen es sich bei all den anderen Seifenarten um ausschließlich handgemachte Spezialitäten handelt, die es in Drogerien und Apotheken mit ziemlicher Sicherheit nicht zu kaufen gibt. Wer weiß – vielleicht zieht Sie die Seifenherstellung mit der Zeit so sehr in ihren Bann, dass die Zahl der bestehenden Seifenmanufakturen eines Tages um eine weitere bereichert wird ...!

Glyzerinseifen

Glyzerinseifen kommen immer mehr in Mode. Die erste in größerem Rahmen beworbene Seife war die von dem Briten Andrew Pears hergestellte Pears' Soap, eine Glyzerinseife mit Blumen- und Kräuterdüften. Durch die Markteinführung kommerziell hergestellter, maschinengemahlener Seifen, die in großen Mengen produziert wurden und fortan den Markt beherrschten, geriet die Pears-Seife mancherorts beinahe in Vergessenheit. Das wiederaufflammende Interesse an Glyzerinseifen hat dazu geführt, dass die Pears' Soap in den letzten Jahren erneut an Popularität gewonnen hat.

Das Herstellungsverfahren von Glyzerinseife ist einfach: Man lässt einen Block Glyzerinseife im Wasserbad schmelzen, fügt Farb- und Duftstoffe hinzu und lässt die Seifen für ein oder zwei Stunden abkühlen, bis sie fest sind. Diese Methode ist besonders interessant, weil man schon nach kurzer Zeit das Ergebnis bewundern kann und die Herstellung mehr Spaß als Arbeit bedeutet. Da die meisten im Handel erhältlichen Blöcke Glyzerinseife transparent sind, bietet es sich an, kleine Schätze, wie zum Beispiel Murmeln, Kristalle, kleine Kunststofftierchen oder andere dekorative Gegenstände, in die Seifen einzugießen. Mit der Zeit kommen sie aufgrund des Umgangs mit der Seife immer mehr zum Vorschein und stellen einen zusätzlichen Spaßfaktor dar.

Süße Herzen

Für diese wunderhübschen, entzückenden Seifen benötigen Sie herzförmige Silikonförmchen. Je nach Vorliebe und Thema können Sie freilich auch andere Formen wählen. Diese Duftherzen sind durchtränkt mit lieblichem Rosenaroma und dem zarten, frischen Duft der Bergamotte. Die intensive, dunkle Lilafärbung erhält die Seife durch den Zusatz einer hohen Dosis roter Farbe.

Das wird gebraucht:

225 g Glyzerinseife, zerteilt oder geraspelt
20 Tropfen rote Farbe (siehe S. 28)
20 Tropfen Rosenöl
15 Tropfen Neroliöl
15 Tropfen Bergamotteöl

So wird's gemacht:

1 Eine herzförmige Silikonform mit etwas Sonnenblumenöl einfetten. Die Glyzerinseifenstücke oder -späne in den oberen Teil eines Simmertopfes oder Gemüsedämpfers geben oder – wie auf Seite 59 beschrieben – im Wasserbad erhitzen und unter wiederholtem vorsichtigen Rühren mit einem Glas- oder Holzrührstab schmelzen lassen.

2 Vom Herd nehmen und vorsichtig die rote Farbe, gefolgt von den ätherischen Ölen, einrühren. Die Mischung nimmt dadurch eine intensive lila Farbe an.

3 Die Masse nun in die befettete Form füllen und für etwa eineinhalb Stunden auskühlen lassen, bis sie so fest ist, dass sie nicht mit den Fingern eingedrückt werden kann.

4 Ist sie fest genug, die Seife aus der Form holen, und schon kann sie verwendet werden!

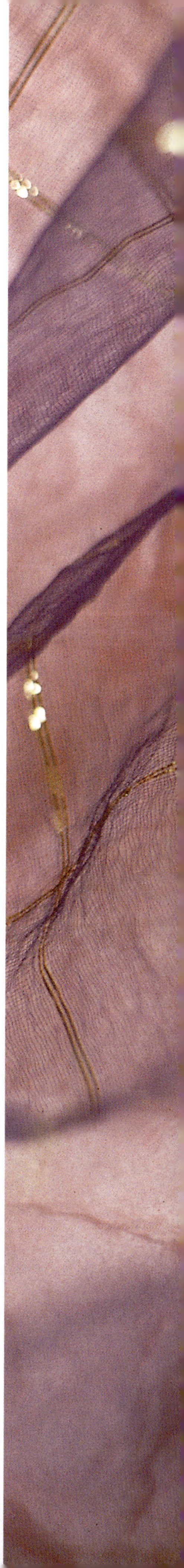

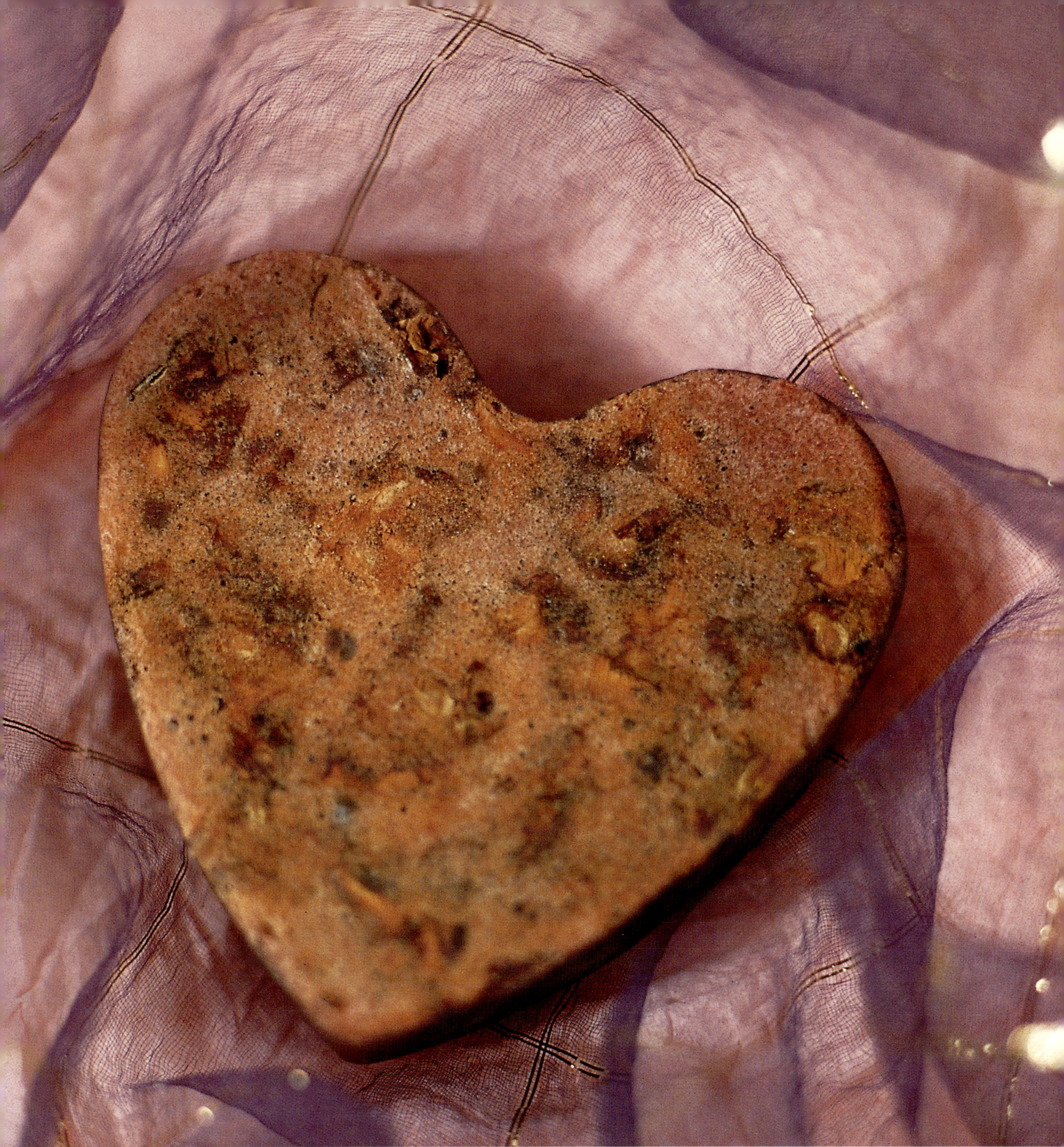

Tipp: *Einen besonderen Effekt erzielen Sie, indem Sie direkt nach dem Einfüllen der Seifenmasse in die Form eine einzelne getrocknete Rosenblüte auf die Seifenoberfläche drücken.*

Wussten Sie, *… dass Lavendel, viele andere Kräuter und Kräuteröle im Mittelalter als „Streukräuter" verwendet wurden? Man mischte sie mit Schilfgräsern und bestreute damit die Böden, um unangenehme Gerüche und Insekten fernzuhalten.*

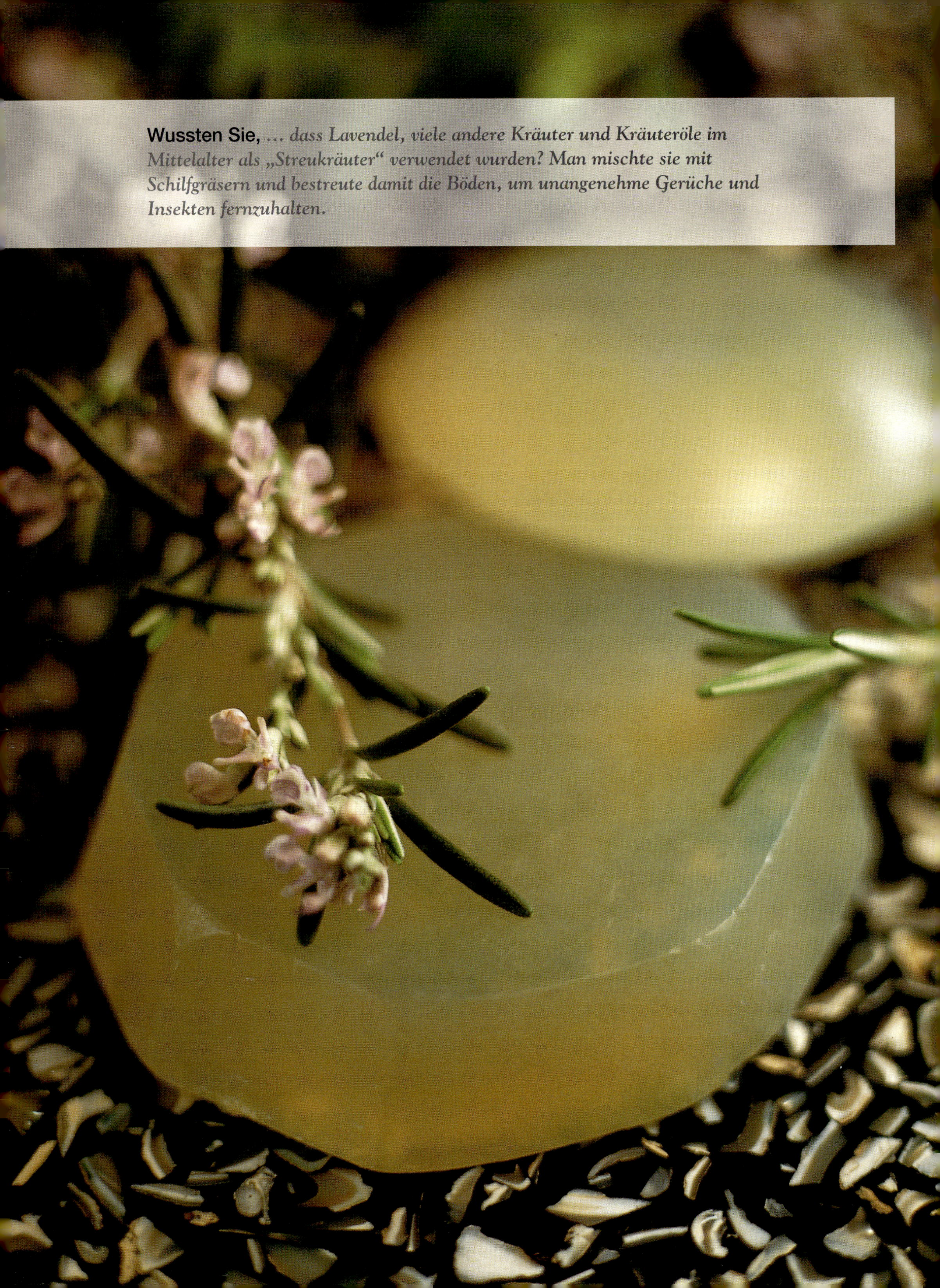

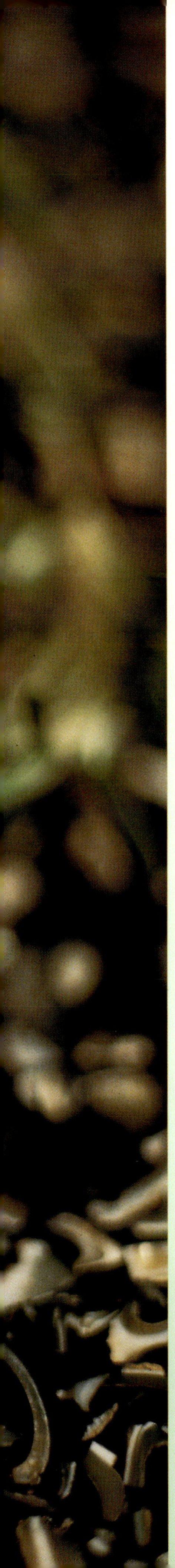

Kräutergarten

Das frische, grüne Aroma dieser Seife versetzt gedanklich in einen urtümlichen Kräutergarten an einem heißen Sommertag. Kamille und Vetiver (nicht alle Sorten!) verleihen der Seife eine natürliche, zart-blaugrüne Farbe, und der Lavendel sorgt für eine leicht blumige Note.

Das wird gebraucht:

225 g Glyzerinseife, zerteilt oder geraspelt
10 Tropfen Lavendelöl
5 Tropfen Rosmarinöl
5 Tropfen Basilikumöl
5 Tropfen Majoranöl, süß
15 Tropfen Kamillenöl
10 Tropfen Vetiveröl

So wird's gemacht:

1 Eine Seifenform mit etwas Sonnenblumenöl einfetten. Die Glyzerinseifenstücke oder -späne in den oberen Teil eines Simmertopfes oder Gemüsedämpfers geben oder – wie auf Seite 59 beschrieben – im Wasserbad erhitzen und unter wiederholtem vorsichtigen Rühren mit einem Glas- oder Holzrührstab schmelzen lassen.

2 Vom Herd nehmen und vorsichtig die ätherischen Öle einrühren. Die Mischung nimmt dadurch eine zart-blaugrüne Farbe an.

3 Die Masse nun in die befettete Form füllen und für etwa eineinhalb Stunden auskühlen lassen, bis sie so fest ist, dass sie nicht mit den Fingern eingedrückt werden kann.

4 Ist sie fest genug, die Seife aus der Seifenform holen und in die gewünschte Form schneiden. Nun ist die Kräutergarten-Seife gebrauchsfertig.

Süß-würzige Seife

Diese angenehm duftende, süß-würzige Seife findet sowohl bei Frauen als auch bei Männern Anklang. Aufgrund ihres belebenden, erfrischenden Aromas ist sie die perfekte Morgenseife. Der gemahlene Zimt verleiht ihr ein braungesprenkeltes Aussehen, und die Gewürzöle üben eine leicht wärmende Wirkung auf die Haut aus.

Das wird gebraucht:

225 g Glyzerinseife, zerteilt oder geraspelt
10 Tropfen Ingweröl
5 Tropfen Kardamomöl
5 Tropfen Gewürznelkenöl
10 Tropfen Zimtöl
10 Tropfen Grapefruitöl
5 Tropfen Ylang-Ylang-Öl
5 Tropfen Geraniumöl
1 Teelöffel fein gemahlener Zimt

So wird's gemacht:

1 Eine Seifenform mit etwas Sonnenblumenöl einfetten. Die Glyzerinseifenstücke oder -späne in den oberen Teil eines Simmertopfes oder Gemüsedämpfers geben oder – wie auf Seite 59 beschrieben – im Wasserbad erhitzen und unter wiederholtem vorsichtigen Rühren mit einem Glas- oder Holzrührstab schmelzen lassen.

2 Vom Herd nehmen und vorsichtig die ätherischen Öle und den gemahlenen Zimt einrühren. Die Mischung nimmt dadurch einen warmen braunen Farbton an.

3 Die Masse nun in die befettete Form füllen und für etwa eineinhalb Stunden auskühlen lassen, bis sie so fest ist, dass sie nicht mit den Fingern eingedrückt werden kann.

4 Ist sie fest genug, die Seife aus der Seifenform holen und in die gewünschte Form schneiden. Schon steht dem süß-würzigen Waschvergnügen nichts mehr im Wege.

Orangenmarmelade-Sterne

Nicht nur die Arbeit mit den sternförmigen Keksausstechern macht Spaß – auch das Waschen mit diesen Stern-Seifen ist ein Erlebnis. Besonders Kinder haben viel Freude an den lustigen orange leuchtenden Seifen und helfen auch gerne bei der Herstellung. Die Kombination von Orangenschalenkringeln, warmem süßen Orangenduft und der leuchtenden Orange-Färbung erinnert tatsächlich an Orangen- marmelade.

Das wird gebraucht:

225 g Glyzerinseife, zerteilt oder geraspelt

50 Tropfen Orangenöl

5 Tropfen orange Farbe (siehe S. 28)

1 Teelöffel in feine Streifen geschnittene Orangenschale ohne weiße Haut

So wird's gemacht:

1 Eine rechteckige Seifenform mit etwas Sonnenblumenöl einfetten. Die Glyzerinseifenstücke oder -späne in den oberen Teil eines Simmertopfes oder Gemüsedämpfers geben oder – wie auf Seite 59 beschrieben – im Wasserbad erhitzen und unter wiederholtem vorsichtigen Rühren mit einem Glas- oder Holzrührstab schmelzen lassen.

2 Die Schmelzmasse vom Herd nehmen und vorsichtig die ätherischen Öle, die orange Farbe und die Orangenschalenstreifen einrühren. Die Mischung nimmt dadurch einen leuchtend orangen Farbton an.

3 Die Masse nun in die befettete Form füllen und für etwa eineinhalb Stunden auskühlen lassen, bis sie so fest ist, dass sie nicht mit den Fingern eingedrückt werden kann.

4 Ist sie fest genug, die Seife aus der Seifenform holen und mithilfe der sternförmigen Keksausstecher zwei Sterne ausstechen – fertig sind die Orangenmarmelade-Seifen!

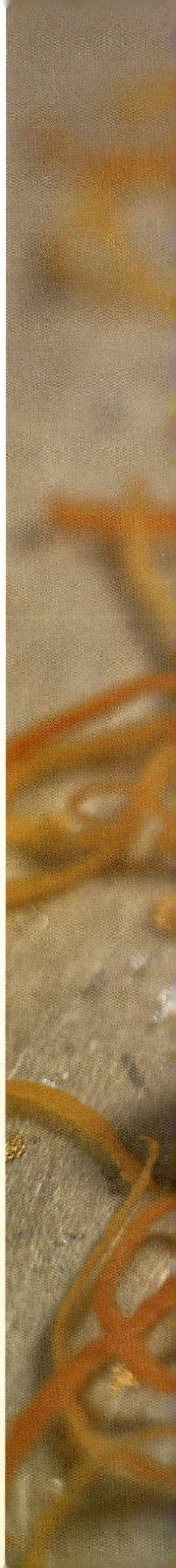

Tipp: *Sollten Sie den scharfen, sauberen Duft der Zitrone dem Orangenaroma vorziehen, dann ersetzen Sie einfach das Orangenöl durch Zitronenöl, lassen die Orangenschalen weg und verwenden anstelle des orangen Farbstoffs gelbe Farbe.*

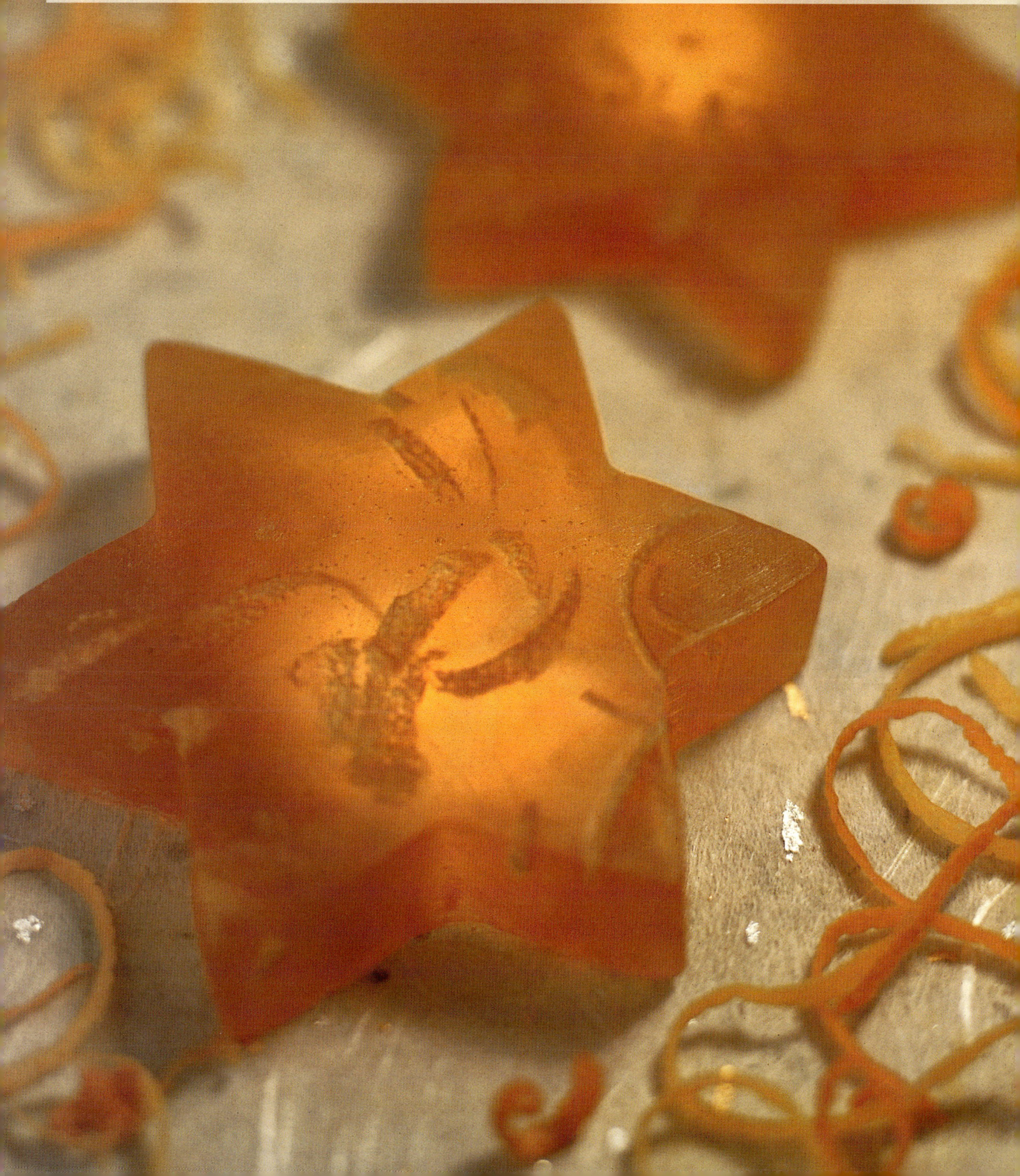

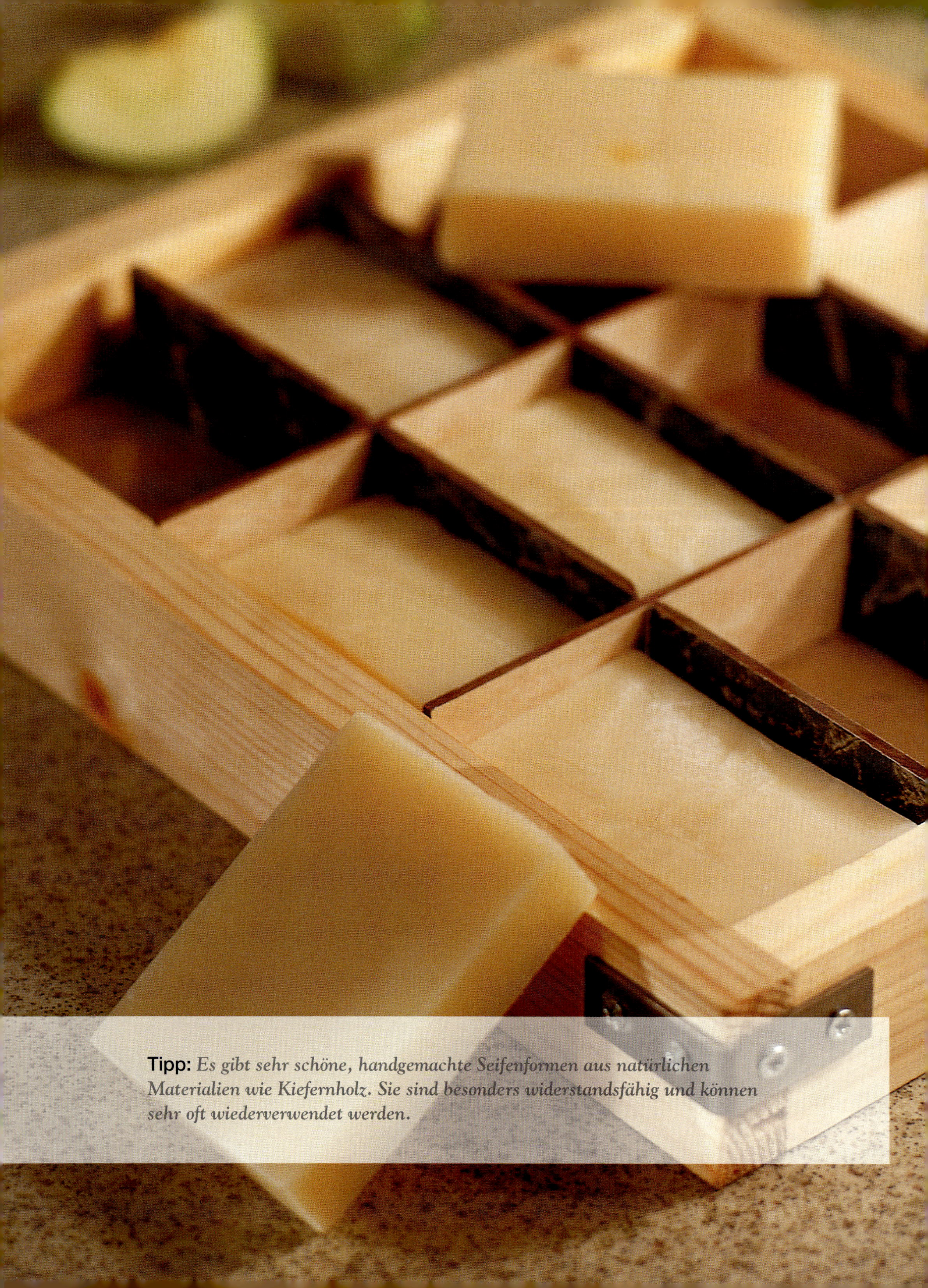

Tipp: *Es gibt sehr schöne, handgemachte Seifenformen aus natürlichen Materialien wie Kiefernholz. Sie sind besonders widerstandsfähig und können sehr oft wiederverwendet werden.*

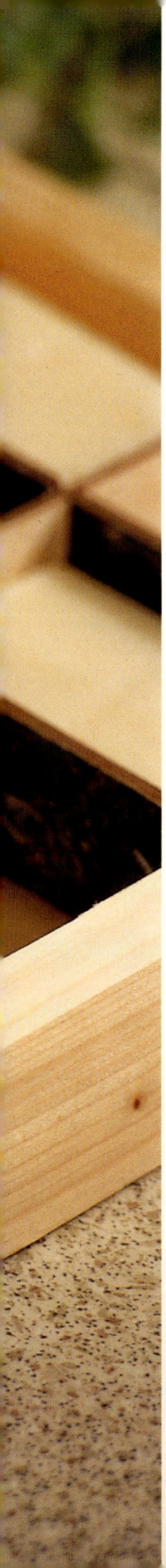

Kaltgerührte Pflanzenseife

Kaltgerührte Seife ist das, was viele unter „echter" Seife verstehen. Alle Seifenherstellungsmethoden, über die Sie in diesem Buch bislang informiert worden sind und die Sie hoffentlich auch schon ausprobiert haben, enthielten stets in irgendeiner Form ein fertiges gekauftes Seifenbasisprodukt. Ganz gleich, ob es sich dabei um Flüssigseife, Schaumbad, Glyzerinseife in Blockform oder Seifenflocken gehandelt hat –, eine Seife ganz ohne Zusatz fertiger Basisprodukte haben Sie bisher noch nicht selbst hergestellt. Das soll sich nun endlich ändern!

Es ist sinnvoll, vor der Arbeit mit dem Kaltverfahren die anderen Seifenherstellungsmethoden auszuprobieren, da Sie dadurch Erfahrung sammeln und sich einige spezifische Fähigkeiten im Umgang mit Seife aneignen können. Wenn Sie bereits mit anderen Methoden gearbeitet haben, flößt Ihnen das Kaltverfahren nicht mehr so großen Respekt ein, wie einem völligen Neuling auf dem Gebiet der Seifenherstellung. Sie werden nun mit den Grundbausteinen von Seife arbeiten: Natriumhydroxid (als in Wasser aufgelöste Form als „Natronlauge" bekannt) und Basisöle. Die chemische Verbindung dieser Stoffe zu Seife ist die eigentliche Zauberei beim Kaltverfahren.

Grundrezept für Pflanzenseife

Hierbei handelt es sich um eine ganz einfache Seife ohne jegliche Zusätze. Wenn die Arbeit mit dieser Rezeptur gelingt und Sie sich sicher genug fühlen, so können Sie dazu übergehen, der Basisseife ätherische Öle sowie Farb- und Hautpflegestoffe hinzuzufügen. Bereiten Sie sich auf ein paar Fehlanläufe vor – nur wenigen Seifenproduzenten gelingt die perfekte Seife gleich beim ersten Versuch! Sollten die ersten Seifen misslingen und Sie müssen sie wegwerfen, so haben Sie bei dieser Basisrezeptur wenigstens keine teuren ätherischen Öle und Hautpflegeprodukte verschwendet. Diese unparfümierte und ungefärbte natürliche Basisseife ist sehr angenehm auf der Haut und vor allem für sensible Hauttypen geeignet.

Das wird gebraucht:

455 g destilliertes Wasser

170 g Natriumhydroxid

340 g Kokosnussöl

340 g leichtes Olivenöl

567 g Sojaöl

So wird's gemacht:

1 Das Wasser in ein laugen- und hitzebeständiges Gefäß gießen, wobei darauf zu achten ist, dass der Schnabel des Gefäßes so gestaltet ist, dass ein dünner Strahl ausgegossen werden kann. Das Natriumhydroxid langsam ins Wasser gießen; dabei unbedingt Gummihandschuhe und Schutzbrille tragen!

2 Die Mixtur vorsichtig umrühren, bis sich das Natriumhydroxid vollständig im Wasser aufgelöst hat; dabei aufpassen, dass nichts rausspritzt oder übergeht. Achtung: Die Temperatur der Lauge steigt dabei auf über 38 °C an. Nach dem Umrühren zum Abkühlen beiseite stellen.

3 Kokosnuss-, Oliven- und Sojaöl in einen laugenbeständigen Topf geben und vorsichtig erwärmen. Dabei gründlich umrühren, um eine gleichmäßige Erwärmung zu gewährleisten. Den Topf vom Herd nehmen, sobald die Öle eine Temperatur von ungefähr 37 °C erreicht haben.

4 Mit einem Thermometer die Temperatur beider Lösungen messen und nötigenfalls mittels Wasserbad (siehe S. 20) beide Lösungen auf gleiche Temperatur bringen. Sobald sowohl die Lauge als auch das Ölgemisch exakt die gleiche Temperatur haben – ideal sind hier 36 °C (unbedingt aber sollte die Temperatur zwischen 35 und 38 °C liegen!) –, die Lauge vorsichtig unter langsamem, ständigem Rühren in das Ölgemisch gießen.

5 Hat sich die gesamte Lauge mit den Ölen vermischt, ständig langsam weiterrühren und dabei Bläschenbildung vermeiden. Stellen Sie stets sicher, dass die beiden Lösungen gut miteinander vermischt sind.

6 Sobald sich die Seife dunkel verfärbt und so weit eingedickt ist, dass sie „zeichnet", schütten Sie die Seifenmasse in eingefettete Formen. Diese sodann mit Plastikfolie bedecken, Decken oder Bettlaken darüberlegen und für 48 Stunden an einen warmen, trockenen Ort stellen.

7 Nach 48 Stunden die Plastikfolie entfernen. Nun zum Überprüfen der Festigkeit erneut die Gummihandschuhe überstreifen, da die Seife noch nicht vollkommen getrocknet und damit noch ätzend ist.

8 Vorsichtig die Oberfläche der Seife berühren. Sollte sie noch sehr weich sein, die Formen unbedeckt weitere 48 Stunden ruhen lassen. Ist die Seife bei Berührung so hart, dass Sie lediglich einen Fingerabdruck hinterlassen können, ist der richtige Zeitpunkt gekommen, um die Seife vorsichtig aus der Form zu holen.

9 Sollten Sie nur eine einzige große Form verwendet haben, entfernen Sie alle rauen oder unebenen Enden und legen die Seife zum Trocknen auf ein Stück Wachspapier. Sobald die Seife sich bei Berührung fest anfühlt und bei Krafteinwirkung keine Abdrücke mehr zurückbleiben, kann der Seifenblock in einzelne Seifenstücke geschnitten werden. Das dürfte frühestens nach einer Woche der Fall sein.

10 Sollten Sie mehrere kleine Formen verwendet haben, legen Sie die Seifen, nachdem Sie sie aus den Förmchen geholt haben, zum Trocknen auf ein Stück Wachspapier.

11 Bei beiden Varianten müssen die einzelnen Seifenstücke an einem trockenen Ort für mindestens drei Wochen zum Trocknen aufgelegt werden. Der Trocknungsprozess ist erst dann wirklich abgeschlossen, wenn die Seife die Festigkeit industriell hergestellter Seifen hat.

12 Zum Schluss möglicherweise hervorgetretene Partikelchen abkratzen und die Seife, wenn nötig, erneut zurechtschneiden, um ihr eine gefällige Form zu geben. Jetzt ist die Seife fertig.

Tipp: *Stellen Sie vor Beginn der Arbeit mit dieser Rezeptur sicher, dass Sie ausreichend Zeit für den Herstellungsprozess zur Verfügung haben, da er sicherlich zeitaufwendiger ist, als Sie zu Beginn annehmen werden. Denken Sie daran, dass alle Ingredienzien – auch die Flüssigkeiten – in Gewichts- und nicht in Volumenangaben ausgewogen werden, da diese Methode die genauesten Ergebnisse liefert.*

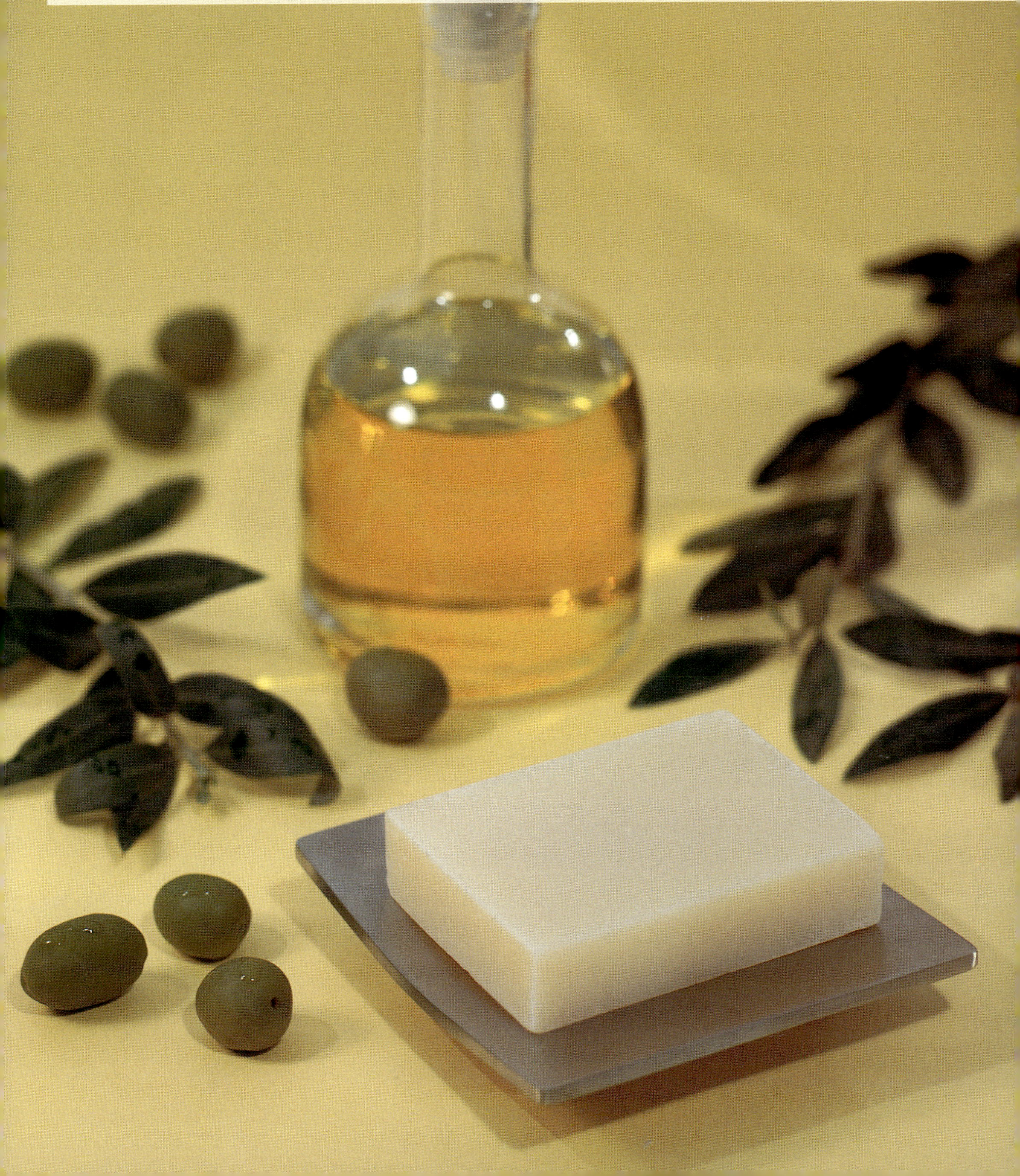

Tipp: *Wenn Sie unparfümierte Seifen bevorzugen, können Sie die ätherischen Öle bei dieser Rezeptur auch einfach weglassen, ohne dass die Seife an Exklusivität verliert.*

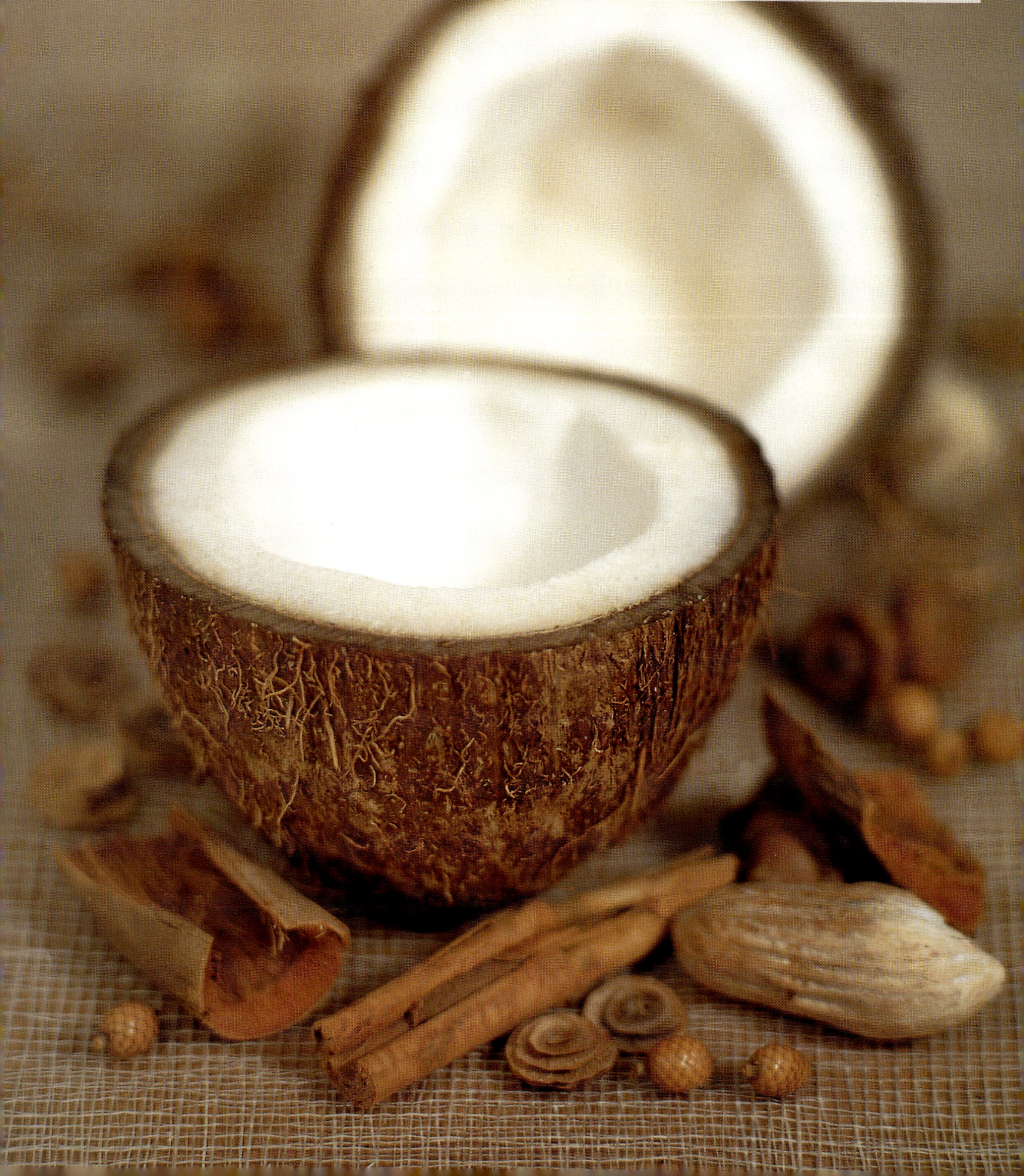

Luxusseife

Diese Seife enthält die besten Basisöle und wirkungsvollsten Hauptpflegestoffe, die in der Seifenherstellung verwendet werden. Diese Ingredienzien machen diese Luxusseife zur besten Seife überhaupt. Sie schützt, pflegt und nährt die Haut und ist damit wahrlich ein Genuss. Allerdings sind die Inhaltsstoffe auch sehr teuer, weshalb Sie sie wahrscheinlich nicht für den täglichen Gebrauch herstellen werden. Wie dem auch sei, Sie – und auch ihre Familie und Freunde – werden von diesem exklusiven Seifengenuss begeistert sein!

Das wird gebraucht:

455 g destilliertes Wasser
170 g Natriumhydroxid
298 g leichtes Olivenöl
57 g Aprikosenkernöl
71 g süßes Mandelöl
57 g Jojobaöl
57 g Avocadoöl
57 g Kukuinussöl
369 g Kokosnussöl
227 g Palmöl
43 g Sheabutter
15 Tropfen Sandelholzöl
15 Tropfen Jasminöl
10 Tropfen Neroliöl
10 Tropfen Orangenöl
5 Tropfen Patchouliöl
5 Tropfen Kamillenöl

So wird's gemacht:

1 Das Wasser in ein laugen- und hitzebeständiges Gefäß gießen, wobei darauf zu achten ist, dass der Schnabel des Gefäßes so gestaltet ist, dass ein dünner Strahl ausgegossen werden kann. Das Natriumhydroxid langsam ins Wasser gießen; dabei unbedingt Gummihandschuhe und Schutzbrille tragen!

2 Die Mixtur vorsichtig umrühren, bis sich das Natriumhydroxid vollständig im Wasser aufgelöst hat; dabei aufpassen, dass nichts rausspritzt oder übergeht. Achtung: Die Temperatur der Lauge steigt dabei auf über 38 °C an. Nach dem Umrühren zum Abkühlen beiseite stellen.

3 Alle Basisöle zusammen mit der Sheabutter in einen laugenbeständigen Topf geben und vorsichtig erwärmen. Dabei gründlich durchrühren, um eine gleichmäßige Erwärmung zu gewährleisten. Den Topf vom Herd nehmen, sobald die Öle eine Temperatur von ungefähr 28 °C erreicht haben.

4 Mit einem Thermometer die Temperatur beider Lösungen messen und nötigenfalls mittels Wasserbad (siehe S. 20) beide Lösungen auf gleiche Wärme bringen. Sobald sowohl die Lauge als auch das Ölgemisch exakt die gleiche Temperatur haben – ideal sind hier 27 °C –, die Lauge vorsichtig unter langsamem, ständigem Rühren in das Ölgemisch gießen.

5 Hat sich die gesamte Lauge mit den Ölen vermischt, ständig langsam weiterrühren und dabei Bläschenbildung vermeiden. Stellen Sie stets sicher, dass die beiden Lösungen gut miteinander vermischt sind.

6 Sobald sich die Seife dunkel verfärbt und so eingedickt ist, dass sie „zeichnet", fügen Sie die ätherischen Öle hinzu, rühren alles gründlich durch und schütten danach die Seifenmasse in eingefettete Formen. Diese sodann mit Plastikfolie bedecken, Decken oder Bettlaken darüberlegen und für 48 Stunden an einen warmen, trockenen Ort stellen.

7 Nach 48 Stunden die Plastikfolie entfernen. Nun zum Überprüfen der Festigkeit erneut die Gummihandschuhe überstreifen, da die Seife noch nicht vollkommen getrocknet und damit noch ätzend ist.

8 Vorsichtig die Oberfläche der Seife berühren. Sollte sie noch sehr weich sein, die Formen unbedeckt weitere 48 Stunden ruhen lassen. Ist die Seife bei Berührung so hart, dass Sie lediglich einen Fingerabdruck hinterlassen können, ist der richtige Zeitpunkt gekommen, um die Seifen vorsichtig aus den Formen zu holen.

9 Sollten Sie nur eine einzige große Form verwendet haben, entfernen Sie alle rauen oder unebenen Enden und legen die Seife zum Trocknen auf ein Stück Wachspapier. Sobald die Seife sich bei Berührung fest anfühlt und bei Krafteinwirkung keine Abdrücke mehr zurückbleiben, kann der Seifenblock in einzelne Seifenstücke geschnitten werden. Das dürfte frühestens nach einer Woche der Fall sein.

10 Sollten Sie mehrere kleine Formen verwendet haben, legen Sie die Seifen, nachdem Sie sie aus den Förmchen geholt haben, zum Trocknen auf ein Stück Wachspapier.

11 Bei beiden Varianten müssen die einzelnen Seifenstücke an einem trockenen Ort für mindestens drei Wochen zum Trocknen aufgelegt werden. Der Trocknungsprozess ist erst dann wirklich abgeschlossen, wenn die Seife die Festigkeit industriell hergestellter Seifen hat.

12 Zum Schluss möglicherweise hervorgetretene Partikelchen abkratzen und die Seife, wenn nötig, erneut zurechtschneiden, um ihr eine gefällige Form zu geben. Jetzt ist die Seife fertig.

Rosmarin-Geranium-Zitronen-Seife

Diese frische, würzige, zitronig duftende Seife ist bei Frauen und Männern gleichermaßen beliebt. Das intensive Lavendelaroma wird durch die Beigabe von Geraniumöl ausgeglichen, das Zitronenöl verleiht der Duftkomposition eine erfrischende Note. Die Kakaobutter hat eine lindernde Wirkung, schützt die Haut und macht sie weich und geschmeidig. Diese Seife ist also ein richtiges Verwöhnerlebnis.

Das wird gebraucht:

455 g destilliertes Wasser
170 g Natriumhydroxid
340 g Kokosnussöl
340 g leichtes Olivenöl
565 g Sojaöl
30 g Kakaobutter
20 Tropfen Geraniumöl
15 Tropfen Rosmarinöl
15 Tropfen Zitronenöl
5 Tropfen Lavendelöl
5 Tropfen Basilikumöl
5 Tropfen Weihrauchöl

So wird's gemacht:

1 Folgen Sie den Anweisungen für das Grundrezept für Pflanzenseife (siehe S. 80) und fügen Sie bei Schritt 3, kurz bevor die Masse eindickt, die Kakaobutter hinzu. Stellen Sie sicher, dass sich die restlichen Zutaten in Reichweite befinden.

2 Sobald die Seife eindickt, die ätherischen Öle hinzufügen und gründlich durchrühren.

3 Als reizvolles Detail können Sie in diesem Stadium ein paar getrocknete Rosen- oder Geranienblüten in die Seife einarbeiten. Das verleiht ihr ein gesprenkeltes Aussehen.

4 Nun die Masse in die Formen gießen und den weiteren Anweisungen für das Grundrezept für Pflanzenseife folgen.

Mandel-Zimt-Honig-Seife

Der viele Zimt in dieser erdig-braunen Seife sorgt dafür, dass die Seife einen leichten Peeling-Effekt bekommt. Der Honig und das reichhaltige Mandelöl spenden der Haut langanhaltende Feuchtigkeit, während der Duft der würzigen Öle Sie in Gedanken auf tropische Inseln entführt. Das zart-süßliche Honigaroma und der sinnliche Duft von Ylang-Ylang gleichen dieses würzige Aroma gekonnt aus.

Das wird gebraucht:

455 g destilliertes Wasser
170 g Natriumhydroxid
340 g Kokosnussöl
340 g leichtes Olivenöl
565 g Sojaöl
30 g süßes Mandelöl
30 g erwärmter Honig
2 Teelöffel (10 ml) gemahlener Zimt (aus kontrolliert biologischem Anbau)
15 Tropfen Zimtöl
15 Tropfen Gewürznelkenöl
10 Tropfen Pfefferöl, schwarz
10 Tropfen Grapefruitöl
10 Tropfen Ylang-Ylang-Öl
5 Tropfen Weihrauchöl

So wird's gemacht:

1 Folgen Sie den Anweisungen für das Grundrezept für Pflanzenseife (siehe S. 80) und fügen Sie bei Schritt 3, kurz bevor die Masse eindickt, die Kakaobutter hinzu. Stellen Sie sicher, dass sich die restlichen Zutaten in Reichweite befinden.

2 Sobald die Seife eindickt, das Mandelöl, den erwärmten Honig, den Zimt und die ätherischen Öle hinzufügen und gründlich durchrühren.

3 Wenn Sie einen Marmorierungseffekt erzielen wollen, fügen Sie den Zimt erst bei, nachdem Sie alle anderen Ingredienzien gründlich miteinander vermischt haben. Den Zimt nicht einrühren, sondern lediglich unterziehen.

4 Nun die Masse in die Formen gießen und den weiteren Anweisungen für das Grundrezept für Pflanzenseife folgen.

Tipp: *Für einen subtileren Effekt können Sie auch weniger Zimt verwenden. Ein ansprechender Marmorierungseffekt lässt sich dadurch erzielen, dass der Zimt erst zum Schluss der Masse zugefügt und dabei nicht eingerührt, sondern lediglich untergezogen wird. Lassen Sie sich beim gemahlenen Zimt einfach auf ein Experiment mit der Menge und der Art der Einarbeitung ein!*

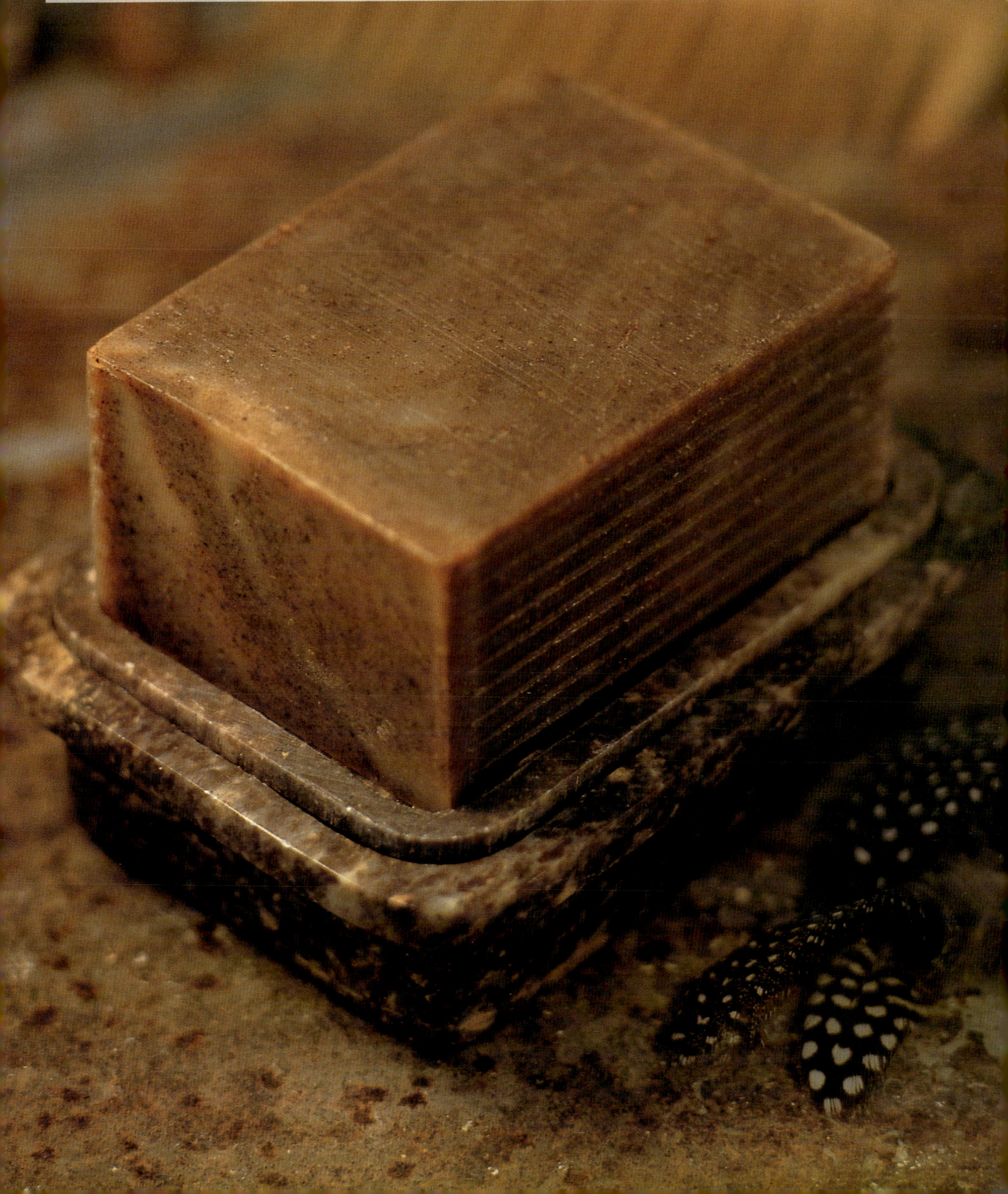

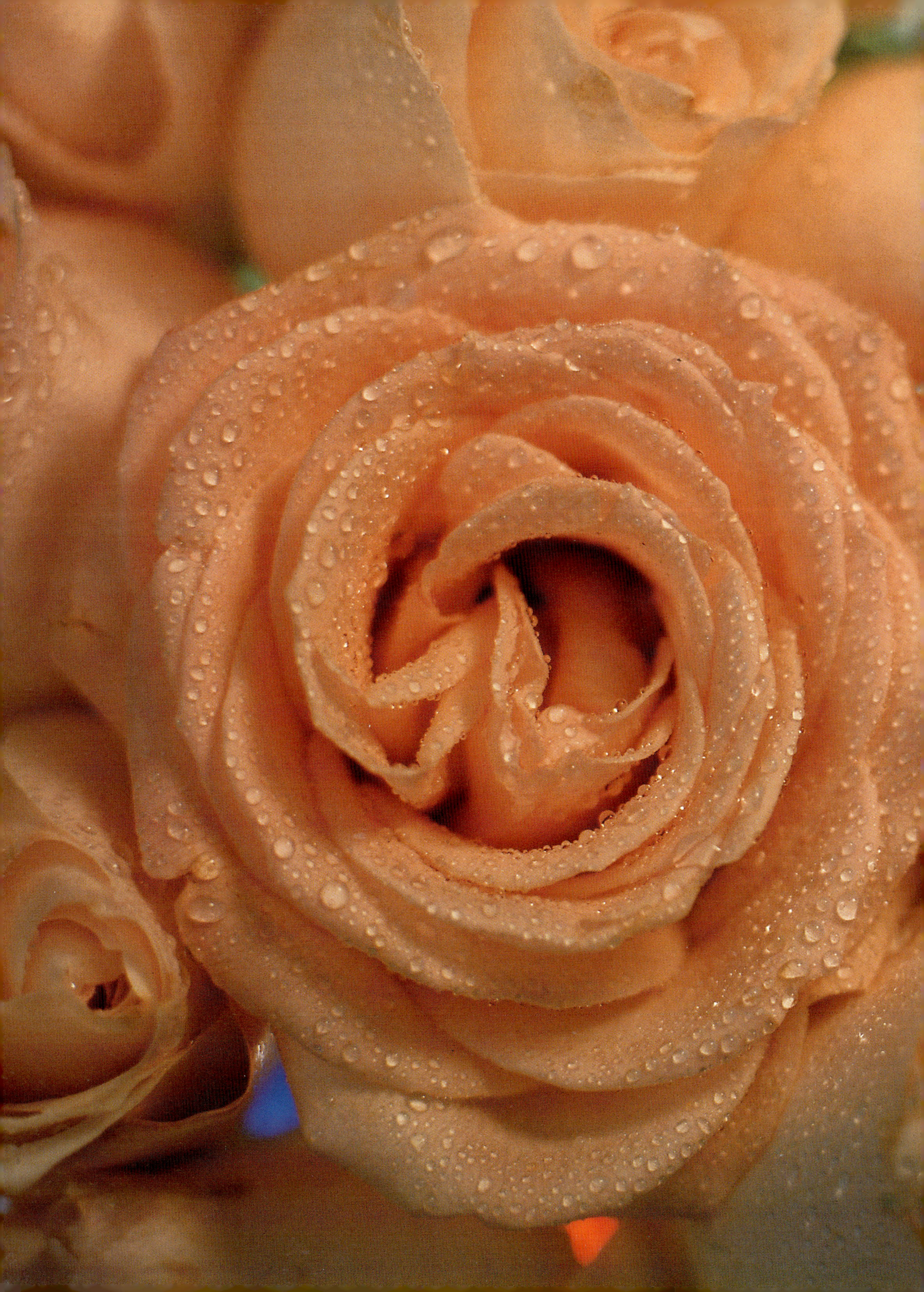

6 Natürliche Düfte

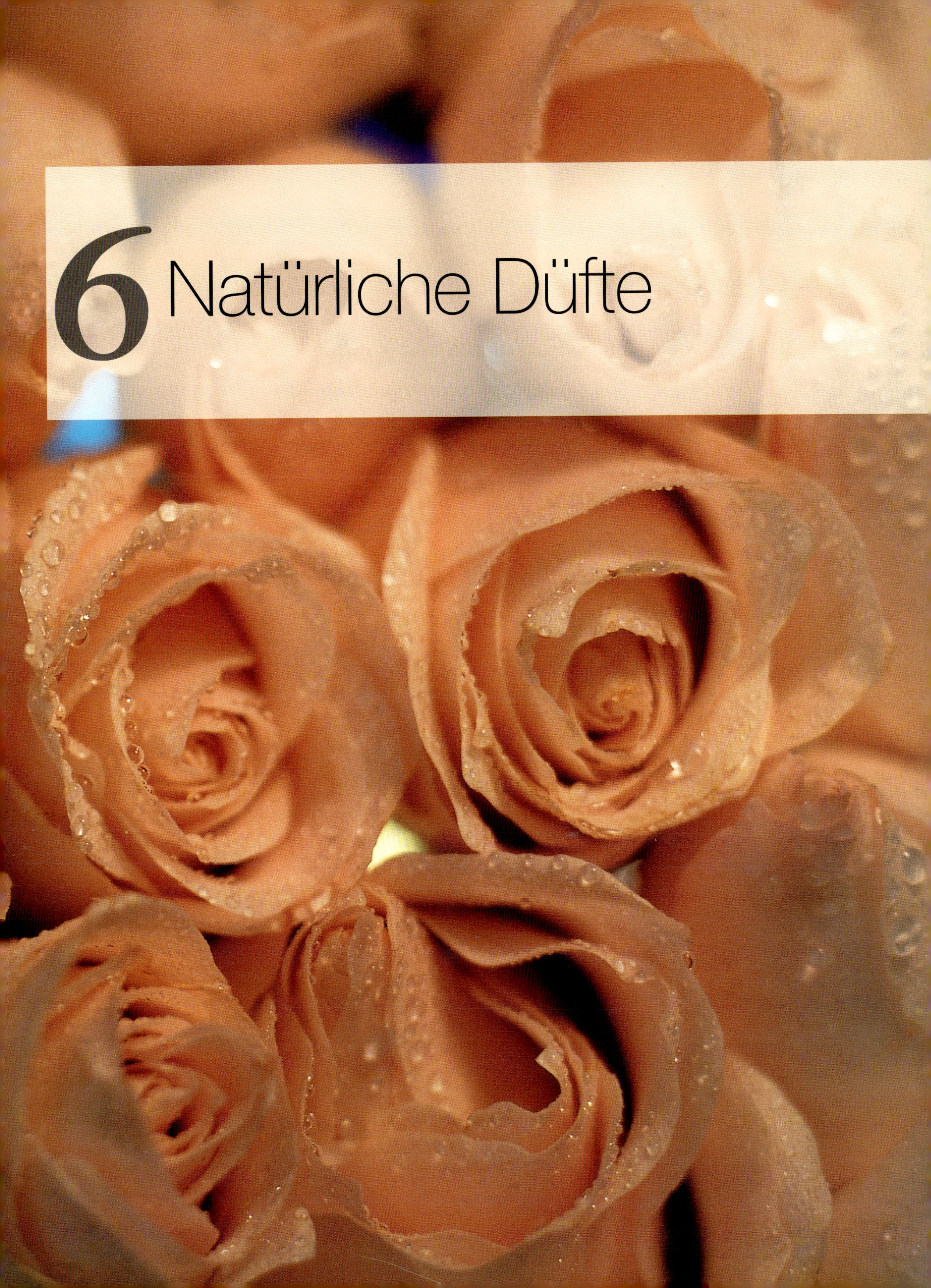

Die Kunst der Parfümherstellung

Die Kunst der Parfümherstellung existiert schon seit vielen Jahrhunderten, bereits die Völker des Altertums waren unglaublich geschickte Parfümeure. Die frühesten archäologischen Funde von Parfümfläschchen und -gefäßen datieren bis in die Zeit um 3500 v. Chr. zurück. Parfüms dienten damals nicht ausschließlich dem Zweck, sich mit einem guten Duft zu umgeben, sondern waren vorrangig als Gabe für die Götter bestimmt. So wurde etwa jeden Tag duftendes Räucherwerk verbrannt, dessen aromatischer Rauch in den Himmel aufsteigen sollte.

Im alten Ägypten wurden duftende Hölzer, zähflüssige Pflanzensäfte und Harze, wie Weihrauch und Myrrhe, zum Einbalsamieren der Toten herangezogen. In der traditionellen indischen Heilkunst Ayurveda wurden und werden noch heute Sandelholz und Safran als Heilmittel eingesetzt. Weltweit werden Kräuter und Gewürze vielen Nahrungsmitteln aufgrund ihres Duftes und ihrer appetitanregenden Wirkung beigefügt. Die bei Weitem größte Bedeutung haben Duftstoffe heutzutage zweifelsfrei in der Kosmetik- und Parfümindustrie.

Das Zentrum der Duftherstellung ist die französische Stadt Grasse. Die Rohstoffe für die ätherischen Öle, welche zu den Hauptingredienzien von Parfüms zählen, kommen von den riesigen Lavendelfeldern und anderen Blumen- und Kräuteranbaugebieten rund um die Stadt. Überall in der Gegend stößt man auf Parfümfabriken und Unternehmen, die sich der Destillation von Duftstoffen verschrieben haben. Die Rezepturen berühmter Parfüms werden streng geheim gehalten, und alle berühmten Parfümfabriken haben einen Top-Parfümeur engagiert – einen jener Spezialisten, die mit ihrem außerordentlichen Geruchssinn in der Lage sind, tausende verschiedene Düfte voneinander zu unterscheiden. Bei den heute erhältlichen Parfüms handelt es sich um komplexe Mischungen aus ätherischen Ölen, tierischen Sekreten, wie Moschus oder Amber, sowie hochprozentigen Alkoholen. Die Kreation eines neuen Dufts benötigt viel Zeit, und oft müssen hunderte verschiedene Ingredienzien in unterschiedlichsten Mengenverhältnissen ausprobiert werden, bis die endgültige Rezeptur gefunden ist. Parfüms werden bestimmten Gruppen von Düften zugeteilt, den sogenannten Duftnoten, von denen jede bestimmte typische Merkmale aufweist. Zu den bekanntesten Duftnoten zählen: Blumig, Grün, Chypre, Zitrus, Orientalisch, Ozeanisch und Aldehydig. Das berühmte Parfüm Opium gehört zum Beispiel zur Gruppe der orientalischen Düfte.

Lassen Sie sich nicht entmutigen! Eine Prise Unerschrockenheit und die Befolgung einiger simpler Richtlinien machen die Kreation eigener Parfüms zu einem erfolgreichen Unterfangen. Alle Parfüms in diesem Buch werden ausschließlich aus naturreinen ätherischen Ölen ohne Zusatz tierischer Substanzen hergestellt. Bei einigen Parfüms dienen Öle als Grundlage, bei anderen wiederum Alkohol und Blütenwasser. Beide Varianten sind einfach herzustellen. Um ein ausgewogenes, harmonisches Dufterlebnis zu schaffen, das sich sowohl unmittelbar bemerkbar macht als auch noch nach Stunden anhält, muss jedes Parfüm über eine Kopf-, eine Herz- und eine Basisnote verfügen.

Die Parfümherstellung ist eine Kunst, und die Wahl des Parfüms eine sehr persönliche Entscheidung. Haben Sie einmal einige der folgenden Rezepturen ausprobiert, können Sie also dazu übergehen, Ihre eigenen, ganz persönlichen Düfte zu kreieren, um auf diese Weise Ihren eigenen Charakter, Ihre Kreativität und Ihre momentane Stimmung miteinfließen zu lassen. Sie werden sehen, welch kreative Möglichkeit der Selbstverwirklichung es ist, eigene Parfümkreationen auszuprobieren und zu tragen!

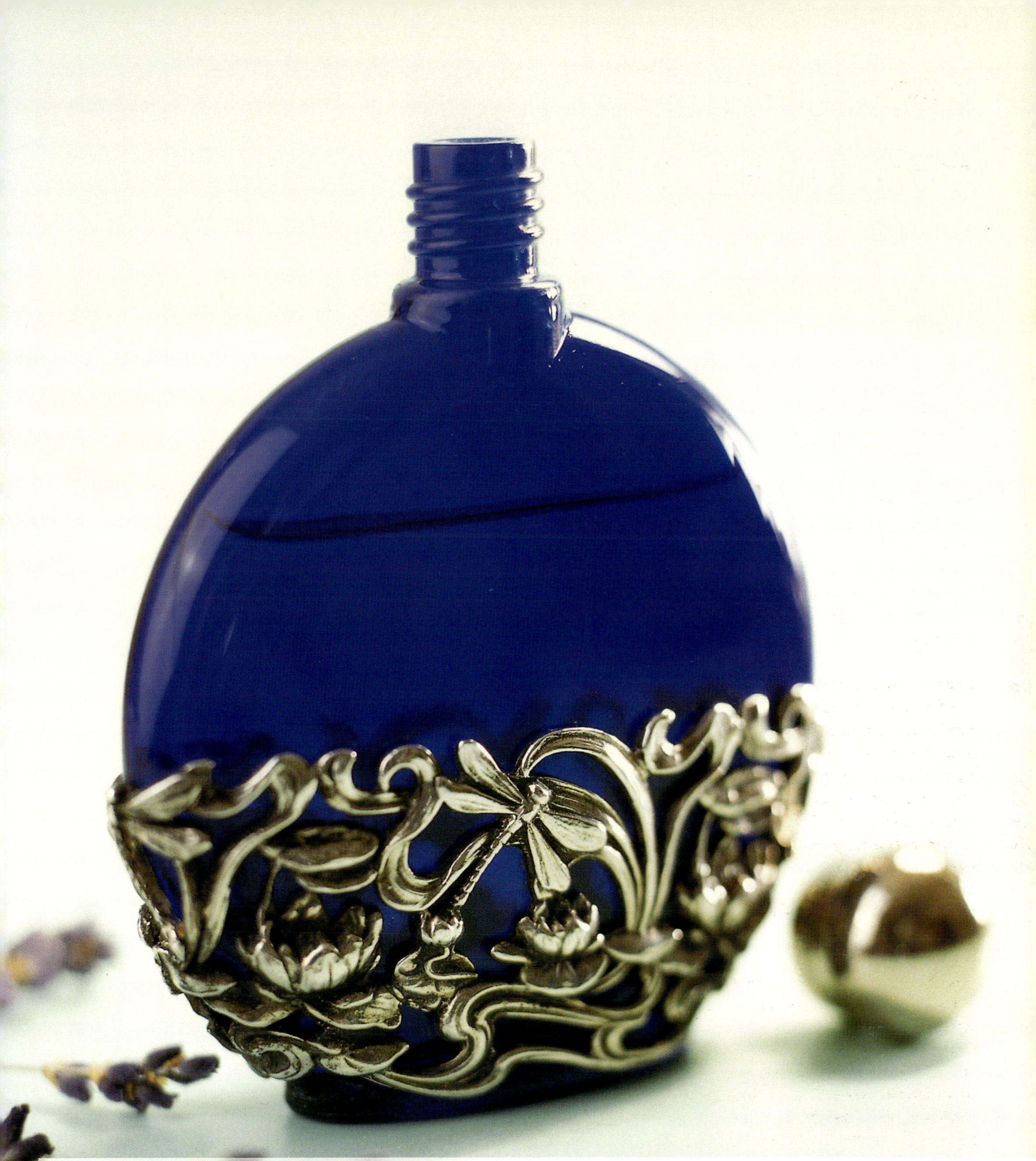

„Wenn man zu Hause selbst Parfüms herstellt, ist das ein Experimentieren mit und ein Kreieren von individuell angepassten Düften – Sprays, Essenzen, Parfümölen, Eau de Colognes oder Duftwässern –, die persönliche Emotionen, Stimmungen und das Lebensgefühl der betreffenden Person widerspiegeln."

Catherine Bardey, Autorin und Fashionstylistin

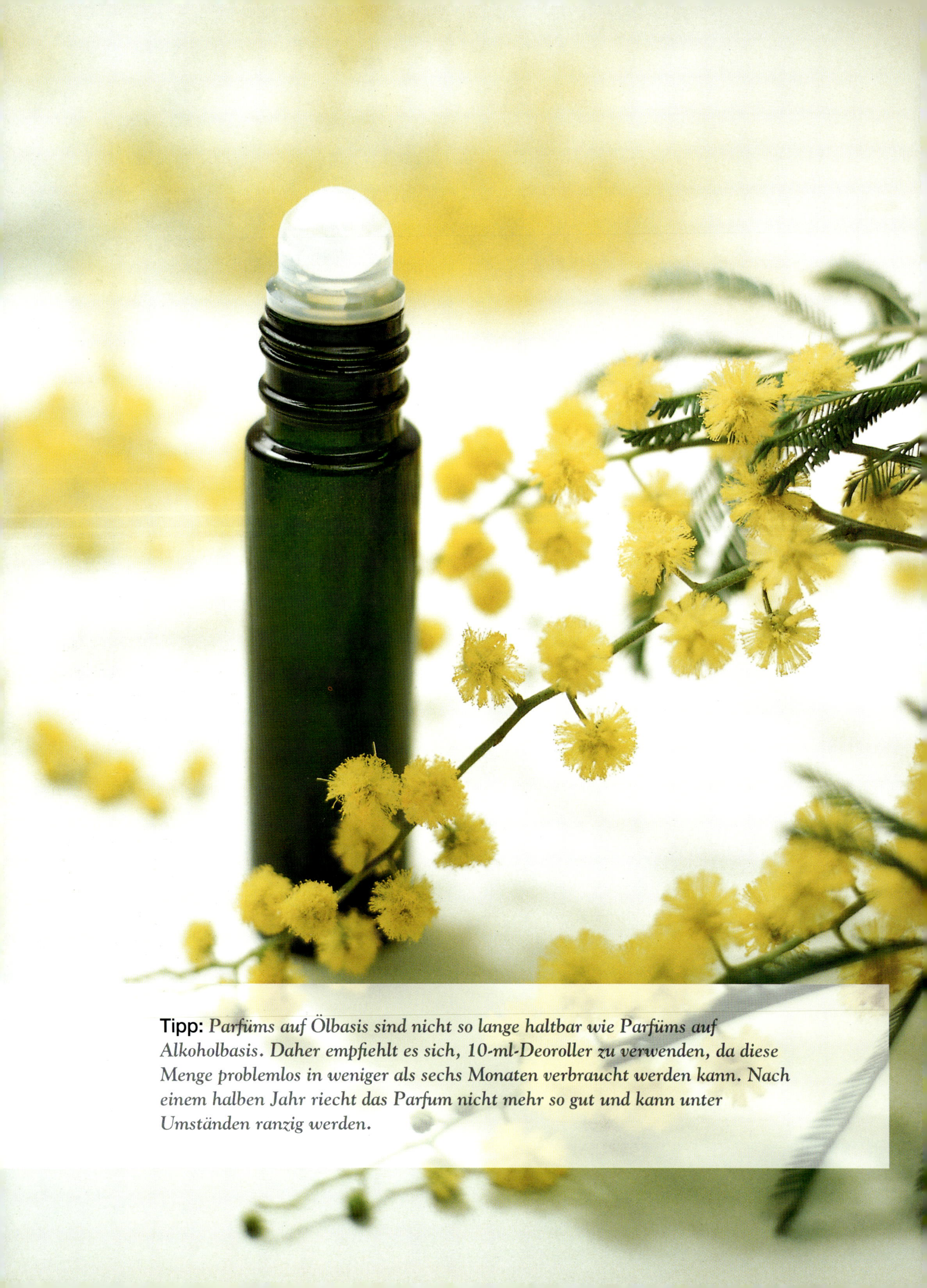

Tipp: *Parfüms auf Ölbasis sind nicht so lange haltbar wie Parfüms auf Alkoholbasis. Daher empfiehlt es sich, 10-ml-Deoroller zu verwenden, da diese Menge problemlos in weniger als sechs Monaten verbraucht werden kann. Nach einem halben Jahr riecht das Parfum nicht mehr so gut und kann unter Umständen ranzig werden.*

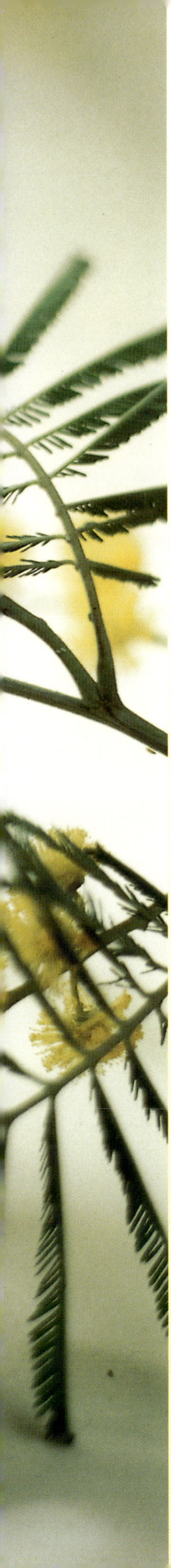

Roll-on-Parfüms

Roll-on-Parfüms haben Öle als Ausgangsprodukt und verströmen ihren Duft über kleine gläserne Deoroller. Diese schmalen Fläschchen mit dem Kunststoffkugelaufsatz können Sie bei einigen der auf Seite 126–127 angeführten Händler beziehen. Roll-on-Parfüms sind einfach herzustellen und eignen sich aufgrund ihrer handlichen Größe hervorragend zum Mitnehmen in der Handtasche als erfrischende Begleiter für unterwegs. So können Sie Tag und Nacht immer wieder Ihr Parfüm auffrischen. Unter den folgenden vier Parfümideen befinden sich zwei florale Düfte, ein Zitrusduft sowie ein orientalischer Duft.

Die florale Duftnote macht die größte Duftfamilie aus. Blumige Parfüms eignen sich besonders für feminine Persönlichkeiten. Sie werden gerne tagsüber und hier vor allem im Frühling und Sommer getragen. Zitrusdüfte zeichnen sich durch ihr luftig-leichtes, frisches Aroma aus, sind außerordentlich feminin und eignen sich besonders für den jugendlichen Typus. Zitrusparfüms sind typische Tagesdüfte, man kann sie aber auch abends zu zwanglosen Anlässen tragen. Orientalische Düfte sind schwer, geheimnisvoll und verführerisch. Sie sind Abenddüfte und eignen sich besonders für die reife, anspruchsvolle Persönlichkeit.

Blüten der Provence

Dieser angenehme feminine Duft wurde von bekannten blumigen Parfümklassikern wie L'air du Temps, Joy und Chanel No. 22 beeinflusst. In Kombination mit einem Hauch Zitrusduft geben die leichten, floralen ätherischen Öle dem Parfüm eine frische und blumige Kopfnote. Die etwas tiefgründigere Herznote fügt dem Parfüm durch das beruhigende Aroma der Kamille eine zart-bittere, grüne Note hinzu. Weihrauch- und Sandelholzduft gewährleisten einen lang anhaltenden Basisduft, der die Verschmelzung sämtlicher Duftnuancen in diesem Parfüm stabilisiert.

Das wird gebraucht:

1 Esslöffel (10 ml) süßes Mandelöl
10 Tropfen Rosenöl
10 Tropfen Lavendelöl
10 Tropfen Neroliöl
4 Tropfen Mimosenöl
3 Tropfen Geraniumöl
4 Tropfen Kamillenöl
3 Tropfen Bergamotteöl
3 Tropfen Weihrauchöl
3 Tropfen Sandelholzöl

So wird's gemacht:

1 Einen Esslöffel (10 ml) süßes Mandelöl in ein schmales Glasgefäß mit Deckel füllen.

2 Die Fläschchen mit den ätherischen Ölen nebeneinander aufstellen. Falls Sie nicht alle der angegebenen Öle zur Verfügung haben, ist das auch kein Problem – entweder nehmen Sie stattdessen um die entsprechende Anzahl mehr Tropfen von einem der anderen Öle oder Sie lassen das jeweilige Öl ganz weg.

3 Die ätherischen Öle vorsichtig tropfenweise in das Gefäß träufeln. Den Deckel auf das Gefäß geben und die Mixtur kräftig durchschütteln. Danach 15 Minuten stehen lassen, damit sich die Öle gut miteinander vermischen können.

4 Nun das Parfüm in einen 10-ml-Deoroller aus Glas füllen, falls nötig, unter Zuhilfenahme eines Trichters. Die Roll-on-Kugel fest hineindrücken und die Flasche gut mit der Verschlusskappe verschließen. Das Parfüm ist jetzt gebrauchsfertig, wobei das Aroma innerhalb der ersten Tage nach der Fertigstellung noch leicht an Intensität zunimmt.

Frisch und fruchtig

Dieser flotte, spritzige Duft ist ideal für junge Frauen und eignet sich hervorragend als „erstes Parfüm". Der zarte Duft ist nicht zu schwer und ernst, sondern klar, sauber und erfrischend. Leicht-blumige und holzige Noten verbinden sich gekonnt mit den verschiedenen Zitrusdüften. Die zart-krautige, grüne Duftnuance der Herznote gleicht die stark ausgeprägte zitrusartige Kopfnote aus.

Das wird gebraucht:

1 Esslöffel (10 ml) süßes Mandelöl
7 Tropfen Orangenöl
7 Tropfen Mandarinenöl
10 Tropfen Bergamotteöl
7 Tropfen Petitgrainöl
5 Tropfen Neroliöl
5 Tropfen Rosenholzöl
3 Tropfen Muskatellersalbeiöl
2 Tropfen Moschuskernöl
4 Tropfen Ylang-Ylang-Öl

Rose romantique

Rosendüfte und Rosenparfüms zählen bereits seit Jahrtausenden zu den beliebtesten Düften. Die Zahl der Rosensorten, die zur Produktion von Rosenöl gezüchtet werden, ist beträchtlich. Alle unterscheiden sich in gewissem Ausmaß in ihrem Aroma und in der Farbe des Öls, die von orange-grünlich bis rotbraun reichen kann. Trotz der leichten Unterschiede wird man den Duft einer Rose immer als solchen erkennen. Um dem Parfüm einen besonders intensiven Rosenduft zu verleihen, kommen bei Rose romantique mehrere verschiedene Rosenöle zum Einsatz. Rosenöle sind keineswegs billig, was dieses Parfüm zu einem richtigen Luxusartikel macht – wer aber ein wahrer Rosenliebhaber ist, wird von diesem Parfüm hellauf begeistert sein!

Das wird gebraucht:

1 Esslöffel (10 ml) süßes Mandelöl
15 Tropfen Rosenöl-Destillat
15 Tropfen Rosenöl-Absolue
10 Tropfen Geraniumöl
3 Tropfen Bergamotteöl
4 Tropfen Patchouliöl
3 Tropfen Palmarosaöl

So werden sie gemacht:

1 Einen Esslöffel (10 ml) süßes Mandelöl in ein schmales Glasgefäß mit Deckel füllen.

2 Die Fläschchen mit den ätherischen Ölen nebeneinander aufstellen. Falls Sie nicht alle der angegebenen Öle zur Verfügung haben, ist das auch kein Problem. Für Rose romantique benötigen Sie allerdings zumindest eines der Rosenöle, aber Sie können die Anzahl der Tropfen je nach Verfügbarkeit der Öle anpassen.

3 Die ätherischen Öle vorsichtig tropfenweise in das Gefäß träufeln. Den Deckel auf das Gefäß geben und die Mixtur kräftig durchschütteln. Danach 15 Minuten stehen lassen, damit sich die Öle gut miteinander vermischen können.

4 Nun das Parfüm in einen 10-ml-Deoroller aus Glas füllen, falls nötig, unter Zuhilfenahme eines Trichters. Die Roll-on-Kugel fest hineindrücken und die Flasche gut mit der Verschlusskappe verschließen. Das Parfüm ist jetzt gebrauchsfertig, wobei das Aroma innerhalb der ersten Tage nach der Fertigstellung noch leicht an Intensität zunimmt.

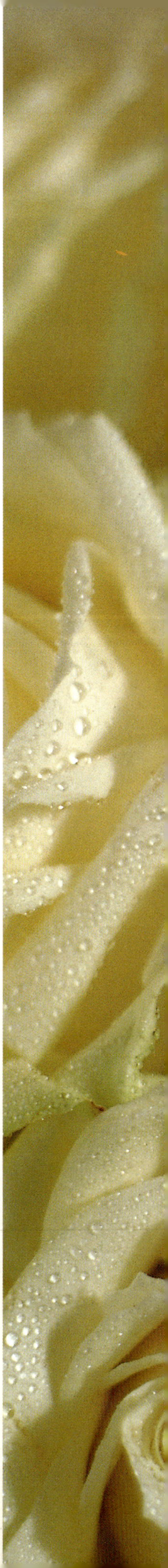

Wussten Sie, *… dass es sich bei Rosenöl um das wahrscheinlich hochgeschätzteste aller in der Parfümindustrie verwendeten ätherischen Öle handelt? Ungefähr drei Viertel aller heutzutage auf dem Markt erhältlichen Luxusparfüms beinhalten einen bestimmten Prozentsatz Rosenöl.*

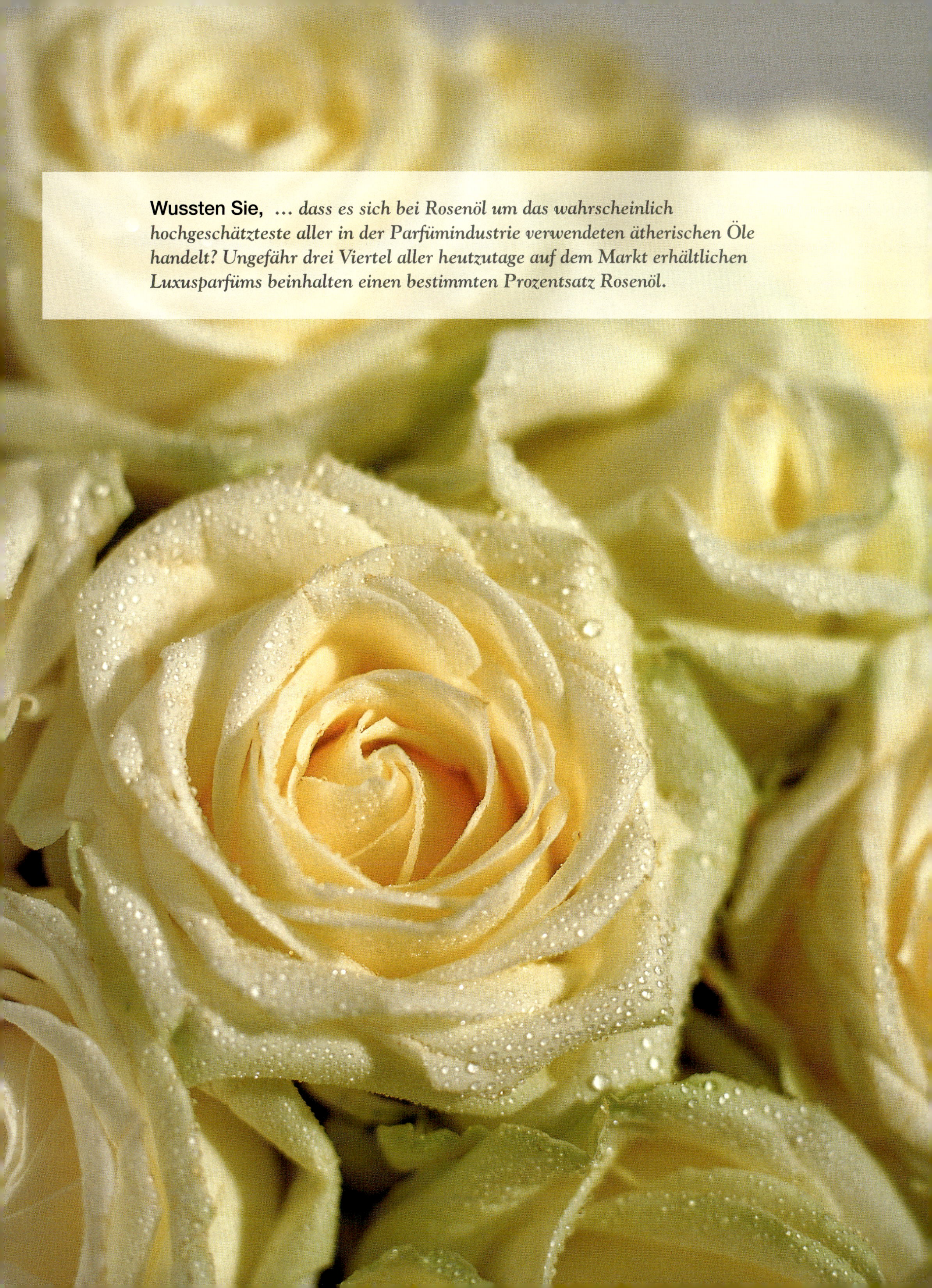

Wussten Sie, *... dass die Entdeckung des Destillationsvorganges zur Gewinnung ätherischer Öle wahrscheinlich durch einen Zufall zustande kam, als der berühmte persische Physiker, Philosoph und Medicus Avicenna (980–1037) ein alchemistisches Experiment mit Rosen durchführte?*

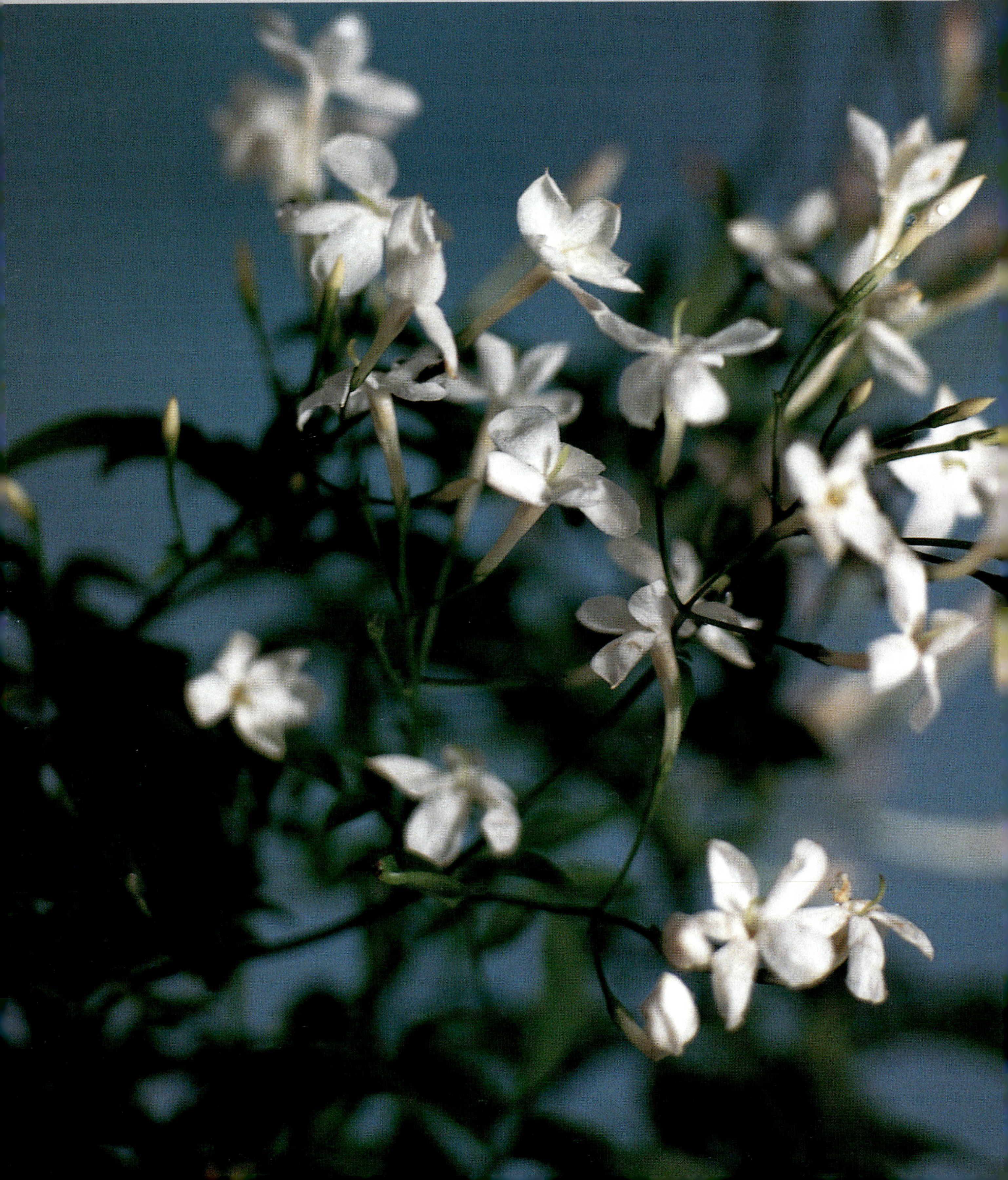

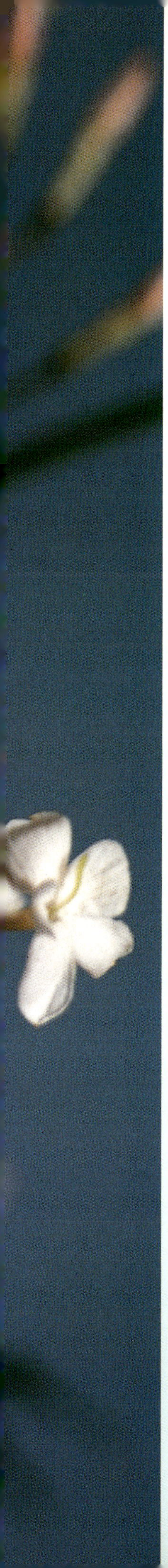

Liebesträume

Dieses geheimnisvolle Parfüm eignet sich hervorragend für einen romantischen Abend oder eine Mitternachtsparty. Die tiefgründige, süße, blumige Kopfnote verbindet sich mit einer holzigen, würzigen Herznote, auf die eine lang anhaltende erdig-harzige Basisnote folgt. Patchouli erlangte in den 1960er-Jahren große Beliebtheit und wurde damals oft als Einzelduft getragen. Bei dieser Rezeptur wird das Patchouliöl viel zurückhaltender eingesetzt und mit blumigen, zitrusartigen, holzigen Düften und Gewürzölen kombiniert, was eine angenehme, mystische Duftkreation ergibt.

Das wird gebraucht:

1 Esslöffel (10 ml) süßes Mandelöl
7 Tropfen Patchouliöl
7 Tropfen Jasminöl
10 Tropfen Bergamotteöl
7 Tropfen Rosenöl
3 Tropfen Vanilleöl
2 Tropfen Myrrheöl
5 Tropfen Sandelholzöl
3 Tropfen Gewürznelkenöl
2 Tropfen Duftveilchenöl
4 Tropfen Muskatnussöl

So wird's gemacht:

1 Einen Esslöffel (10 ml) süßes Mandelöl in ein schmales Glasgefäß mit Deckel füllen.

2 Die Fläschchen mit den ätherischen Ölen nebeneinander aufstellen. Falls Sie nicht alle der angegebenen Öle zur Verfügung haben, ist das auch kein Problem – entweder nehmen Sie stattdessen um die entsprechende Anzahl mehr Tropfen von einem der anderen Öle oder Sie lassen das jeweilige Öl ganz weg.

3 Die ätherischen Öle vorsichtig tropfenweise in das Gefäß träufeln. Den Deckel auf das Gefäß geben und die Mixtur kräftig durchschütteln. Danach 15 Minuten stehen lassen, damit sich die Öle gut miteinander vermischen können.

4 Nun das Parfüm in einen 10-ml-Deoroller aus Glas füllen, falls nötig unter Zuhilfenahme eines Trichters. Die Roll-on-Kugel fest hineindrücken und die Flasche gut mit der Verschlusskappe verschließen. Das Parfüm ist jetzt gebrauchsfertig, wobei das Aroma innerhalb der ersten Tage nach der Fertigstellung noch leicht an Intensität zunimmt.

Splash Colognes – Duftwasser

Splash Colognes sind leichte, frische Duftwasser, die aus dem traditionellen Eau de Cologne hervorgegangen sind. Das Original Eau de Cologne – auch Echt Kölnisch Wasser genannt – wurde Anfang des 18. Jahrhunderts von dem in Köln lebenden Italiener Johann Maria Farina erfunden und erlangte aufgrund seiner kühlenden, desodorierenden und erfrischenden Eigenschaften schon bald Weltruhm. Ende des 18. Jahrhunderts existierten bereits viele verschiedene Abwandlungen dieses berühmten Duftwassers.

Die im Handel angebotenen Colognes werden aus hochprozentigem Äthylalkohol hergestellt. Da dieser in kleinen Mengen nicht erhältlich ist, verwenden Sie für die folgenden Rezepturen den hochprozentigsten Wodka, den Sie bekommen können. Der Wodka wird leicht mit Blütenwasser verdünnt, was nicht nur einen angenehmen Duft erzeugt, sondern die Haut auch weniger stark austrocknet als unverdünnter Alkohol. Da es sich bei diesen Duftwässern nicht um hoch konzentrierte Parfüms handelt, kann man beim Auftragen des Colognes durchaus großzügig sein.

Zitrus-Cologne

Diese Rezeptur mit einem sehr klassischen Duft ist eine vereinfachte Version des Original Kölnisch Wassers – sauber und frisch, mit einer zitronigen Kopfnote, einer leicht blumigen Herznote und einer grünen, krautigen Basisnote.

Das wird gebraucht:

4 Esslöffel (50 ml) hochprozentiger Wodka
40 Tropfen Bergamotteöl
25 Tropfen Zitronenöl
10 Tropfen Neroliöl
15 Tropfen Lavendelöl
10 Tropfen Petitgrainöl
7 Tropfen Rosmarinöl
3 Tropfen Thymianöl
2 Esslöffel (25 ml) Orangenblütenwasser

So wird's gemacht:

1 Eine dunkle 100-ml-Glasflasche mit dem hochprozentigen Wodka füllen.

2 Vorsichtig tropfenweise die ätherischen Öle einträufeln. Das Fläschchen verschließen und dann einige Minuten gründlich durchschütteln, bis sich alle Öle im Alkohol gelöst haben.

3 Nun das Orangenblütenwasser hinzufügen und das Fläschchen erneut gut schütteln. Es ist möglich, dass sich eine geringe Menge von ätherischem Öl an der Oberfläche des Colognes absetzt. Daher empfiehlt es sich, das Fläschchen jedes Mal vor dem Gebrauch zu schütteln.

4 Vor dem ersten Gebrauch das Duftwasser ein oder zwei Wochen stehen lassen, damit es reifen und der Duft sich voll entwickeln kann.

Wussten Sie, *... dass Napoleon ein richtiger Fanatiker war, was Körperhygiene anbelangte, und enorme Mengen Eau de Cologne verwendete? Er führte sein Eau de Cologne sogar stets mit sich und benützte es selbst auf seinen Feldzügen.*

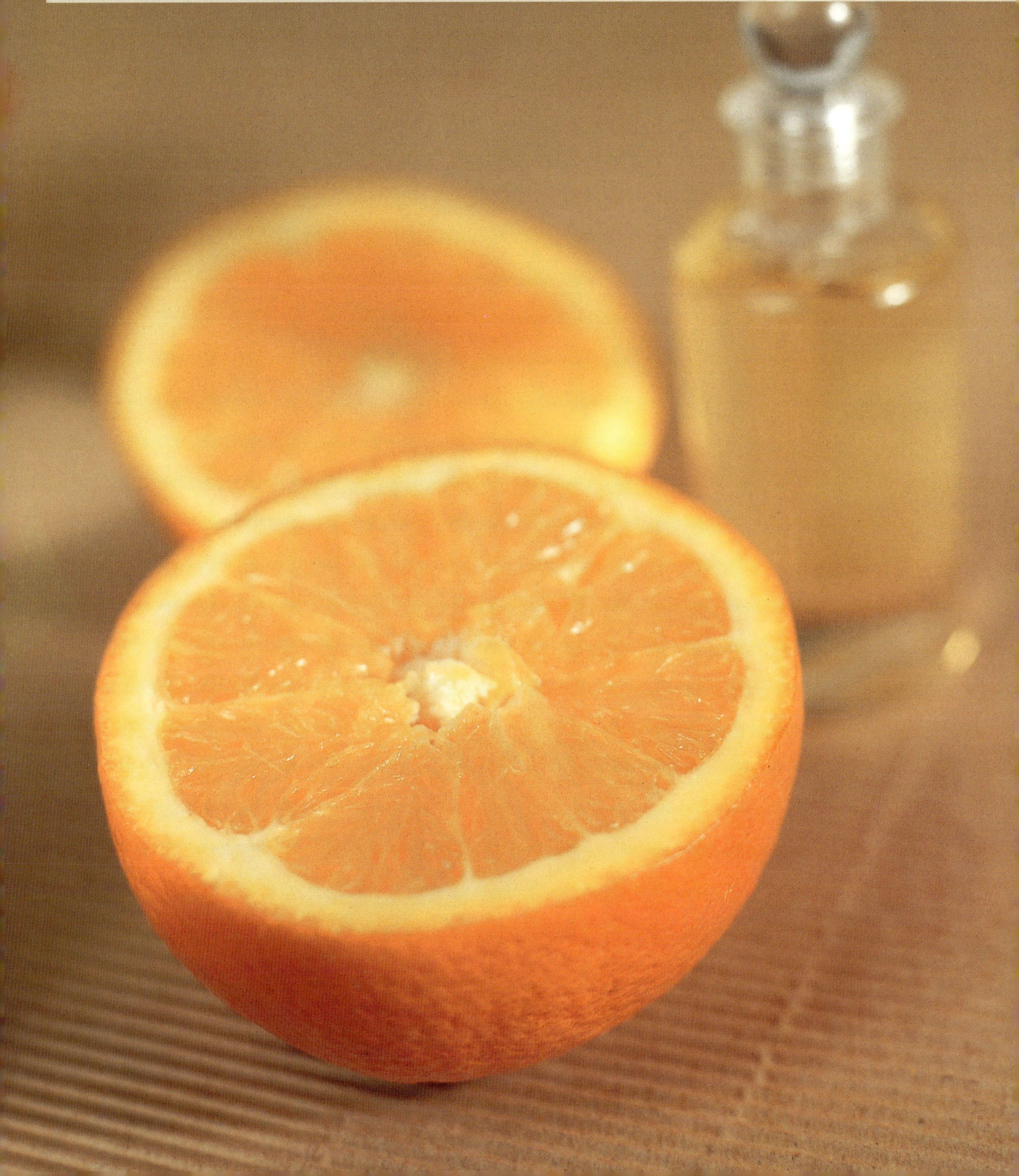

Wussten Sie, *… dass Eau de Colognes früher neben dem Gebrauch als Körperduftwasser auch zum Beduften von Taschentüchern und Bettlaken verwendet wurden?*

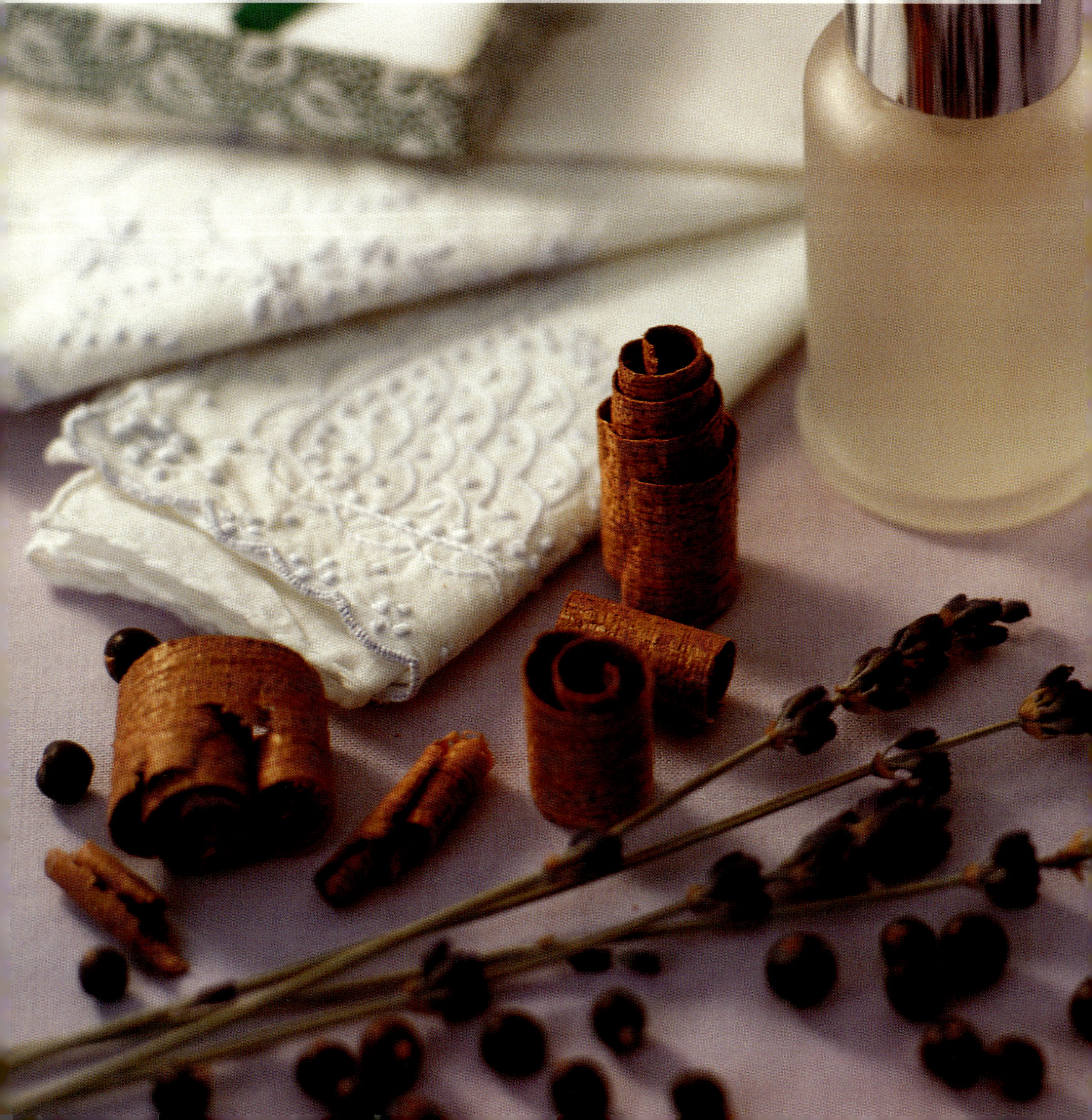

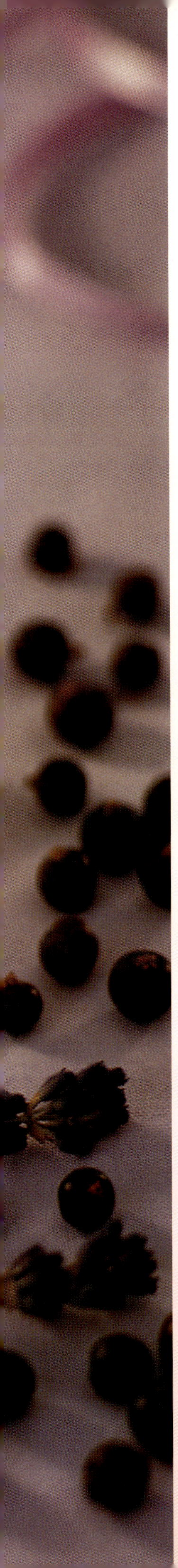

Mysterium

Das traditionelle Eau de Cologne ist für Männer und Frauen gleichermaßen geeignet. Mysterium hat einen grünen, holzigen, würzigen Duft, der als „maskulin" beschrieben werden kann und sich daher auch für Männer gut eignet – aber nicht ausschließlich! Die Wahl des Parfüms ist eine sehr individuelle, persönliche Angelegenheit. Lassen Sie sich nicht davon beeinflussen, ob das Parfum als „geeignet" für Sie beschrieben worden ist oder nicht.

Das wird gebraucht:

4 Esslöffel (50 ml) hochprozentiger Wodka
20 Tropfen Vetiveröl
10 Tropfen Weihrauchöl
15 Tropfen Zitronenöl
5 Tropfen Pfefferöl, schwarz
15 Tropfen Neroliöl
25 Tropfen Zedernholzöl
10 Tropfen Wacholderöl
5 Tropfen Majoranöl
5 Tropfen Muskatellersalbeiöl
2 Esslöffel (25 ml) Lavendelblütenwasser

Süß und zart

Dieses liebliche, zarte und feminine Duftwasser verstrahlt einen Hauch Zitrusduft und eine honigsüße Duftnote – genau das Richtige, wenn Sie sich einmal nicht so gut fühlen und sich nach emotionaler Wärme sehnen.

Das wird gebraucht:

4 Esslöffel (50 ml) hochprozentiger Wodka
20 Tropfen Lindenblütenöl
10 Tropfen Bergamotteöl
20 Tropfen Neroliöl
15 Tropfen Lavendelöl
15 Tropfen Mandarinenöl
5 Tropfen Jasminöl
5 Tropfen Moschuskernöl
10 Tropfen Rosenholzöl
10 Tropfen Geraniumöl
2 Esslöffel (25 ml) Rosenblütenwasser

So werden sie gemacht:

1 Eine dunkle 100-ml-Glasflasche mit dem hochprozentigen Wodka füllen.

2 Vorsichtig tropfenweise die ätherischen Öle einträufeln. Das Fläschchen verschließen und dann einige Minuten gründlich durchschütteln, bis sich alle Öle im Alkohol gelöst haben.

3 Nun das Blütenwasser hinzufügen und das Fläschchen erneut gut schütteln. Es ist möglich, dass sich eine geringe Menge von ätherischem Öl an der Oberfläche des Colognes absetzt. Daher empfiehlt es sich, das Fläschchen jedes Mal vor dem Gebrauch zu schütteln.

4 Vor dem ersten Gebrauch das Duftwasser ein oder zwei Wochen stehen lassen, damit es reifen und der Duft sich voll entwickeln kann.

Moschus

Dieser Duft mit ausgeprägter Moschusnote ist ein typischer Männerduft. Moschus selbst ist zwar ein tierisches Sekret, aber es gibt auch einige ätherische Öle, die einen moschusartigen Duft verströmen. So erfreut sich in der Parfümindustrie zum Beispiel Muskatnussöl aufgrund seiner Moschusnote großer Beliebtheit. Auch Gewürznelkenöl wird häufig für Parfüms verwendet und war bei den ersten arabischen Parfümeuren sogar eine der Hauptingredienzien für die Parfümherstellung.

Das wird gebraucht:

4 Esslöffel (50 ml) hochprozentiger Wodka
20 Tropfen Sandelholzöl
10 Tropfen Weihrauchöl
20 Tropfen Muskatnussöl
15 Tropfen Gewürznelkenöl
15 Tropfen Petitgrainöl
5 Tropfen Jasminöl
10 Tropfen Vetiveröl
5 Tropfen Heiliges-Basilikum-Öl
10 Tropfen Muskatellersalbeiöl
2 Esslöffel (25 ml) Lindenblütenwasser

So wird's gemacht:

1 Eine dunkle 100-ml-Glasflasche mit dem hochprozentigen Wodka füllen.

2 Vorsichtig tropfenweise die ätherischen Öle einträufeln. Das Fläschchen verschließen und dann einige Minuten gründlich durchschütteln, bis sich alle Öle im Alkohol gelöst haben.

3 Nun das Lindenblütenwasser hinzufügen und das Fläschchen erneut gut schütteln. Es ist möglich, dass sich eine geringe Menge von ätherischem Öl an der Oberfläche des Colognes absetzt. Daher empfiehlt es sich, das Fläschchen jedes Mal vor dem Gebrauch zu schütteln.

4 Vor dem ersten Gebrauch das Duftwasser ein oder zwei Wochen stehen lassen, damit es reifen und der Duft sich voll entwickeln kann.

Wussten Sie, *… dass Parfüms nicht immer geschätzt wurden? So sah der griechische Philosoph Platon im Parfüm etwas Unmoralisches, das zu unzüchtigem Verhalten anregen könne.*

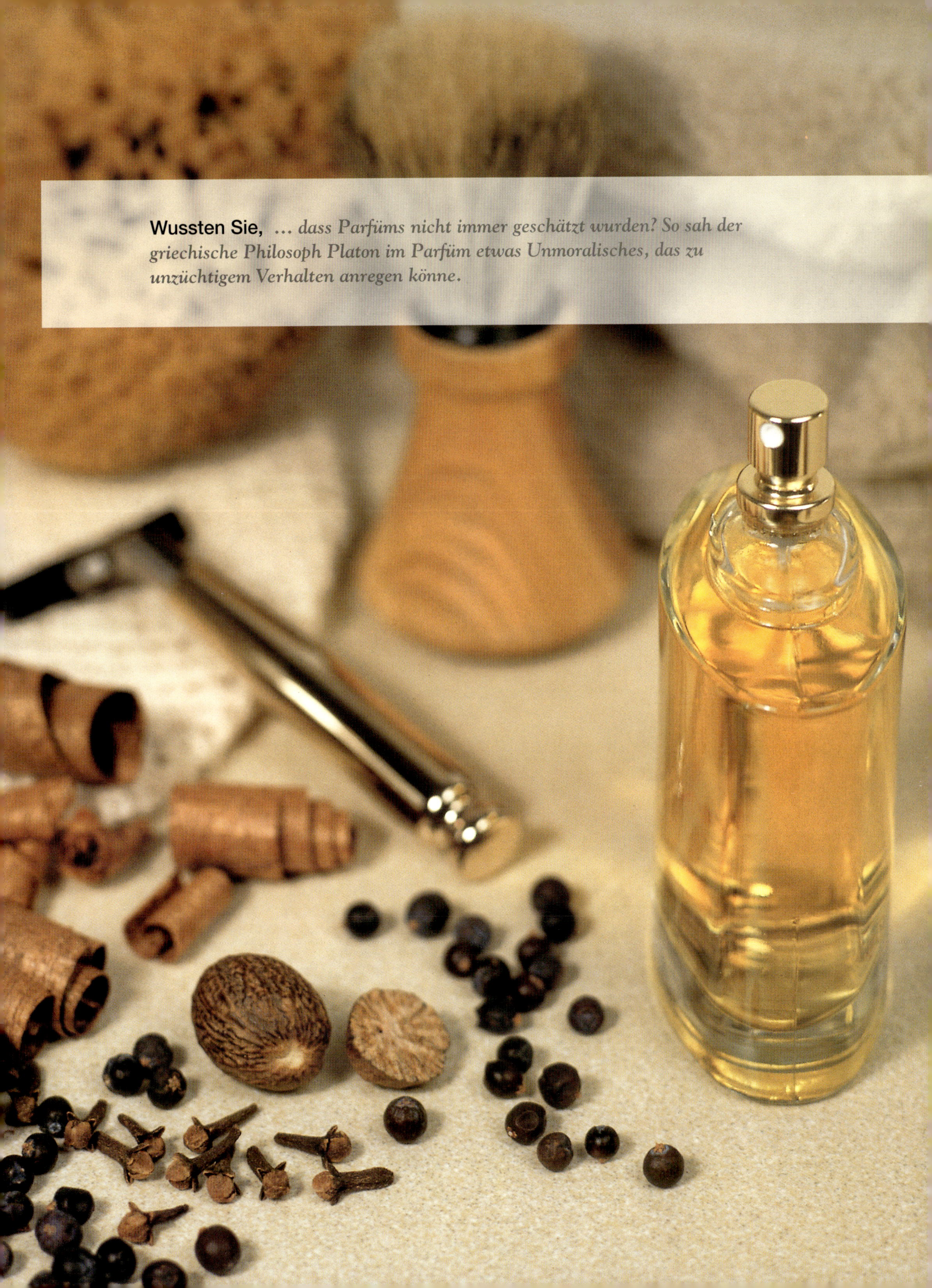

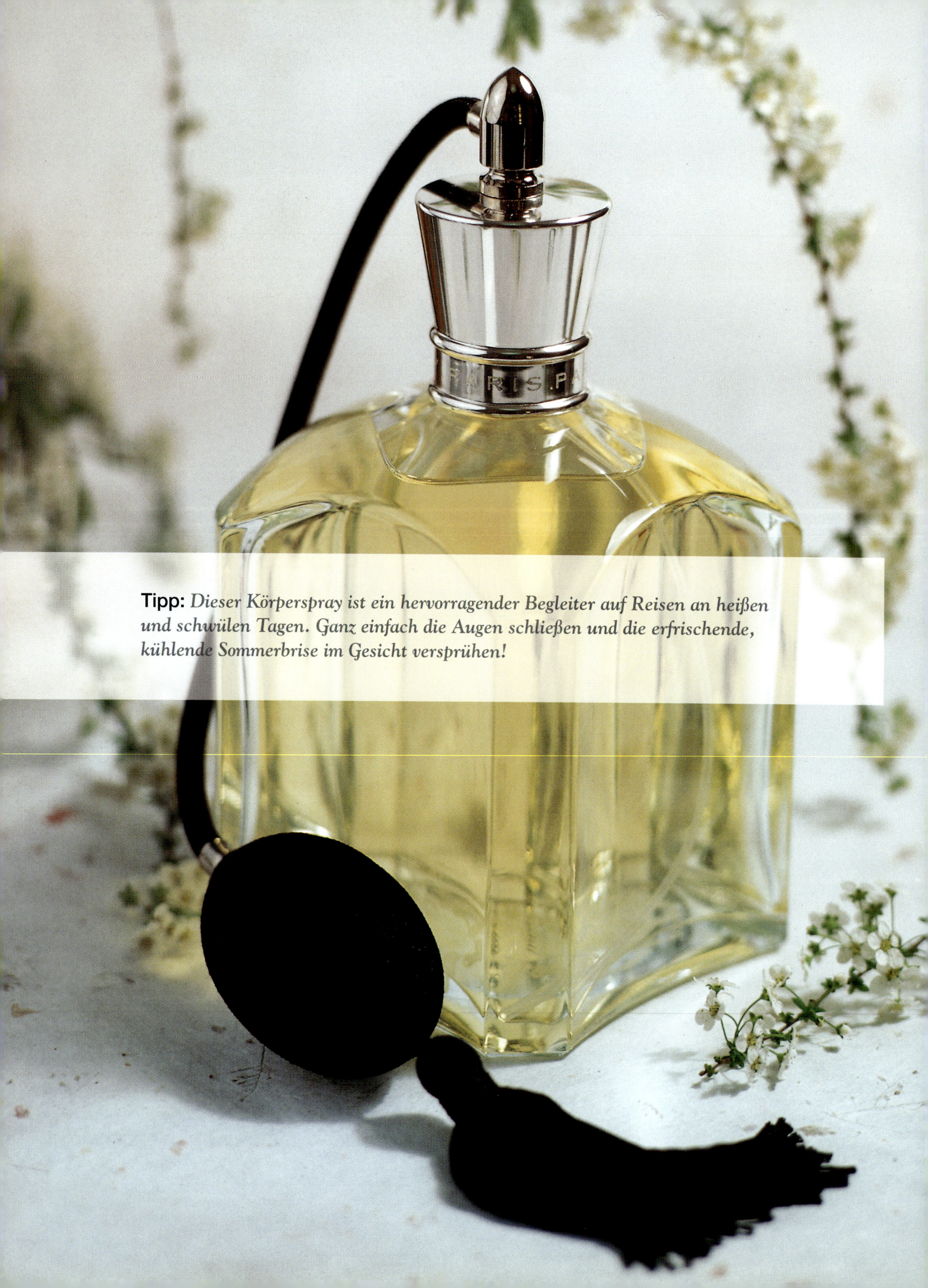

Tipp: *Dieser Körperspray ist ein hervorragender Begleiter auf Reisen an heißen und schwülen Tagen. Ganz einfach die Augen schließen und die erfrischende, kühlende Sommerbrise im Gesicht versprühen!*

Körpersprays

Die Art und Weise, wie wir Düfte auftragen, ist vom jeweiligen Zeitgeist abhängig. Im alten Rom etwa tanzten die Sklavenmädchen mit duftenden Säckchen auf ihren Köpfen. Sobald sich die Körper der Mädchen beim Tanzen erhitzten, schmolz die Fettbasis, in die das Parfum eingearbeitet war, und fing an, über Haar und Körper zu rinnen. Heutzutage sind Körpersprays in Mode. Dabei handelt es sich um verdünnte Eau de Toilettes, die am ganzen Körper versprüht werden können und dadurch ein Dufterlebnis bescheren, das von Kopf bis Fuß reicht. Körpersprays sind eine gute Alternative zu höher konzentrierten Parfüms, die man ausschließlich an ausgewählten Körperstellen – wie hinterm Ohr, am Halsansatz oder an den Innenseiten der Handgelenke – aufträgt.

Die im Folgenden beschriebenen Körpersprays haben alle Blütenwasser und ätherische Öle als Grundbausteine und sind daher natürliche, rein pflanzliche Parfümsprays. Viele der im Handel angebotenen Sprays bestehen aus synthetischen Inhaltsstoffen und Chemikalien, die Hautreizungen und Allergien verursachen können. Die natürlichen Körpersprays sind viel hautfreundlicher und duften überdies hervorragend.

Sommerbrise

An einem heißen Sommertag ist ein kühlender, duftender Körperspray genau das Richtige. Die Kamille erinnert in ihrem Duft an eine frisch gemähte Wiese und reife Äpfel. Ergänzt wird dieses Aroma durch grün-krautige und süßlich-blumige Duftnuancen. Der zarte Hauch von Zitrone und Gewürzen verleiht diesem Körperspray ein sauberes, scharfes Aroma.

Das wird gebraucht:

2 Teelöffel (10 ml) hochprozentiger Wodka
20 Tropfen Kamillenöl
10 Tropfen Lindenblütenöl
10 Tropfen Geraniumöl
10 Tropfen Muskatellersalbeiöl
10 Tropfen Lavendelöl
5 Tropfen Bergamotteöl
5 Tropfen Korianderöl
5 Tropfen Neroliöl
6 Esslöffel (90 ml) Rosenwasser

So wird's gemacht:

1 Eine 100-ml- oder 125-ml-Sprühflasche aus Glas mit hochprozentigem Wodka füllen.

2 Vorsichtig tropfenweise die ätherischen Öle einträufeln. Das Fläschchen gründlich durchschütteln, bis sich alle Öle im Alkohol gelöst haben.

3 Nun das Rosenwasser hinzufügen und das Fläschchen erneut gut schütteln.

4 Das Parfüm einige Tage stehen lassen, damit es reifen und der Duft sich voll entfalten kann. Das Fläschchen jedes Mal vor dem Gebrauch gut schütteln, da einige Tropfen ätherischen Öls möglicherweise nicht vollkommen aufgelöst sind.

Entspannender Lavendelspray

Lavendel ist ein beliebtes Mittel zur Beruhigung der Nerven. In dieser Rezeptur wird es mit dem zutiefst entspannend wirkenden und sinnlichen Ylang-Ylang-Öl sowie dem süß duftenden Nerventonikum Neroli kombiniert. Ein Hauch von Zitrone verleiht diesem süß-blumigen, beruhigenden Spray eine luftige Kopfnote.

Das wird gebraucht:

2 Teelöffel (10 ml) hochprozentiger Wodka
20 Tropfen Lavendelöl
20 Tropfen Neroliöl
10 Tropfen Ylang-Ylang-Öl
10 Tropfen Zitronenöl
5 Tropfen Bergamotteöl
5 Tropfen Rosenholzöl
5 Tropfen Palmarosaöl
6 Esslöffel (90 ml) Kornblumenwasser

So wird's gemacht:

1 Eine 100-ml- oder 125-ml-Sprühflasche aus Glas mit hochprozentigem Wodka füllen.

2 Vorsichtig tropfenweise die ätherischen Öle einträufeln. Das Fläschchen gründlich durchschütteln, bis sich alle Öle im Alkohol gelöst haben.

3 Nun das Kornblumenwasser hinzufügen und das Fläschchen erneut gut schütteln.

4 Das Parfüm einige Tage stehen lassen, damit es reifen und der Duft sich voll entfalten kann. Das Fläschchen jedes Mal vor dem Gebrauch gut schütteln, da einige Tropfen ätherischen Öls möglicherweise nicht vollkommen aufgelöst sind.

Wussten Sie, *... dass das im Lavendelspray verwendete Kornblumenwasser eines der eher seltenen Blütenwasser ist? Es hat einen lieblichen, frischen, beruhigenden Duft. Sollten Sie kein Kornblumenwasser zur Verfügung haben, nehmen Sie stattdessen Rosen- oder Lavendelblütenwasser.*

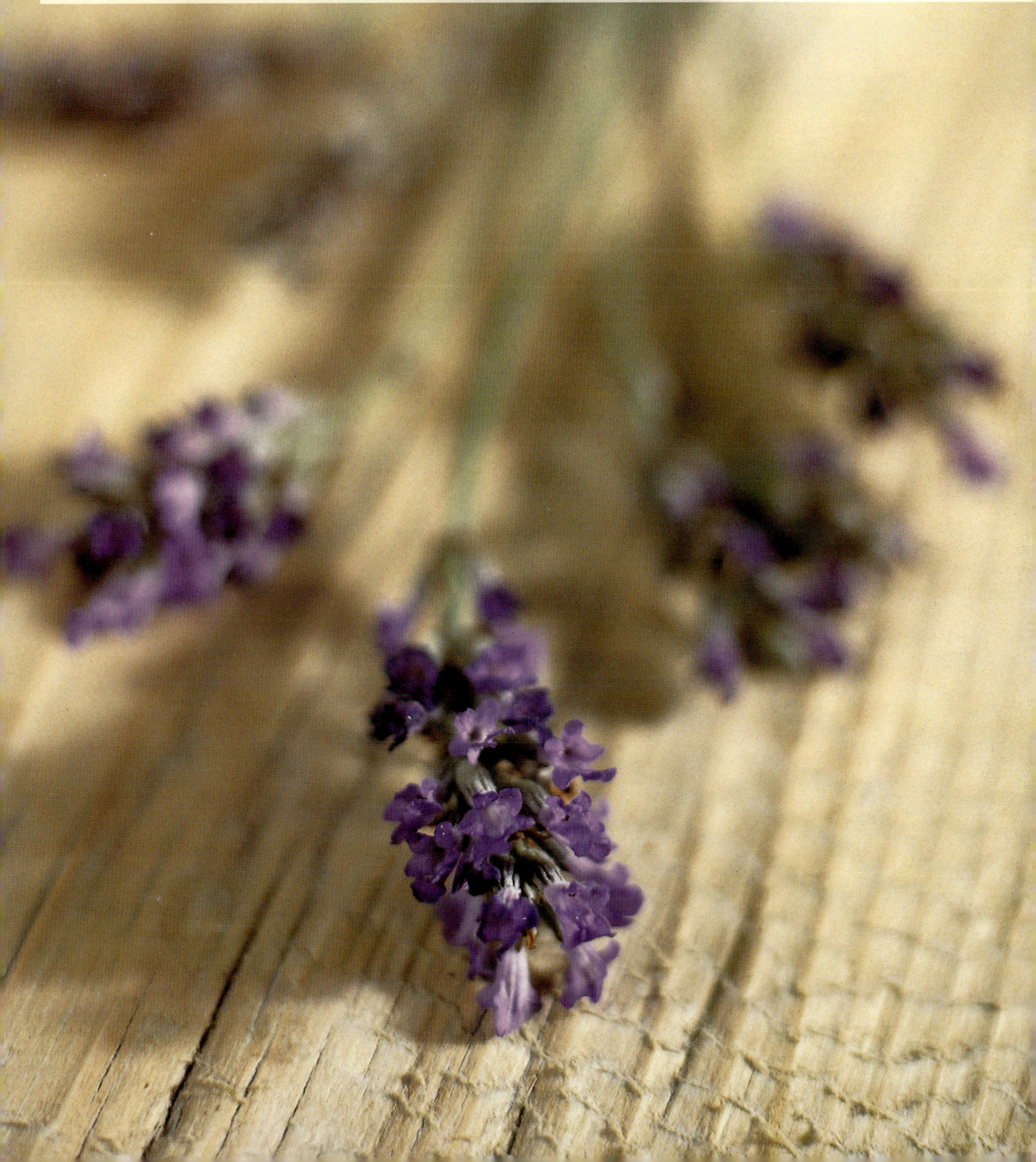

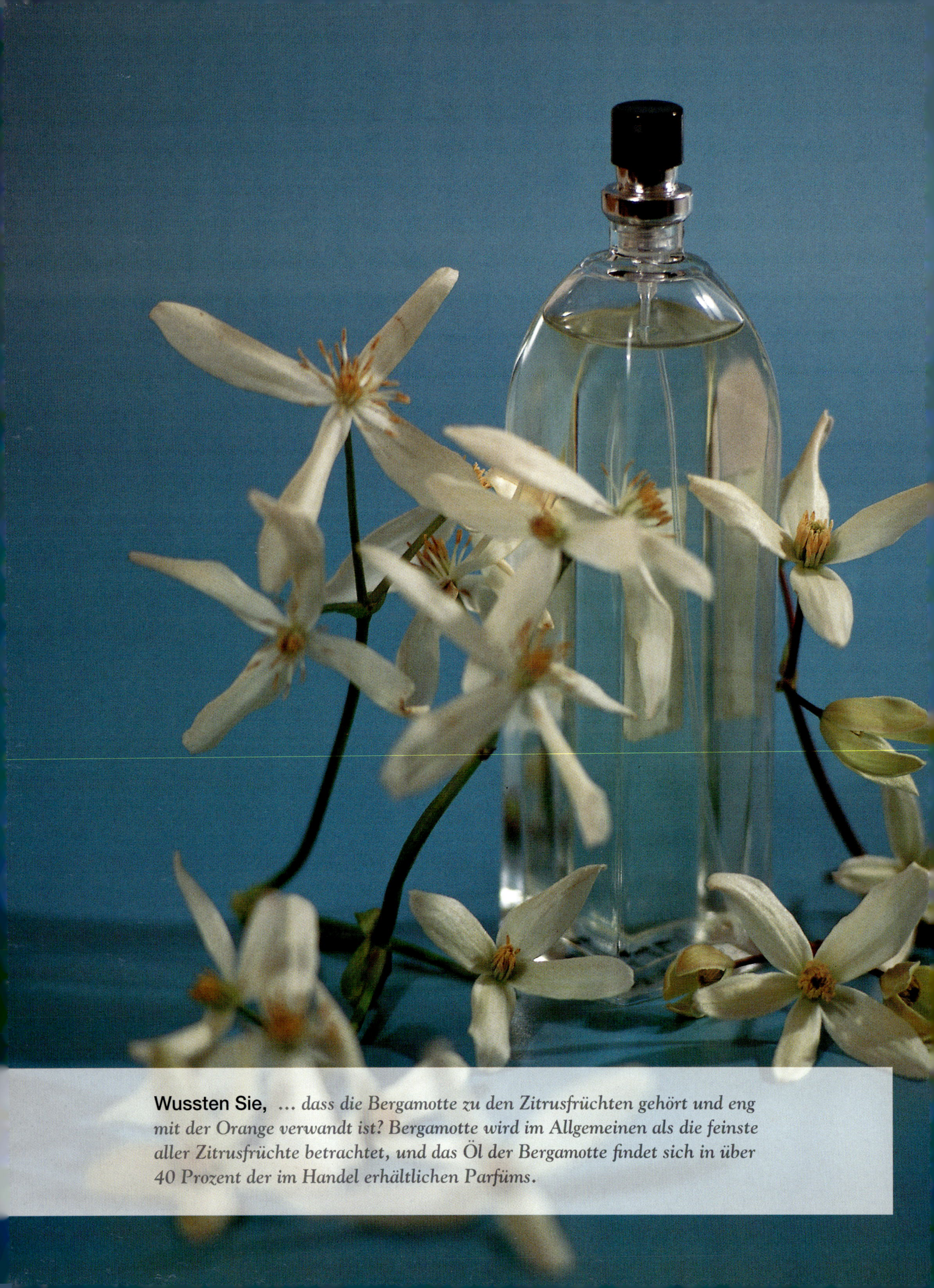

Wussten Sie, *… dass die Bergamotte zu den Zitrusfrüchten gehört und eng mit der Orange verwandt ist? Bergamotte wird im Allgemeinen als die feinste aller Zitrusfrüchte betrachtet, und das Öl der Bergamotte findet sich in über 40 Prozent der im Handel erhältlichen Parfüms.*

Orangenblütentraum

In diesem süßen, blumigen Orangenparfüm vereinen sich alle Düfte des Orangenbaums. Petitgrainöl wird aus den Zweigen des Orangenbaumes gewonnen, Orangenöl aus den Früchten, und Neroliöl stammt aus den Orangenblüten. In Kombination geht aus diesen Düften ein sauberes, süßes Orangenparfüm hervor, das jedem, der es benutzt, ein Lächeln auf die Lippen zaubert.

Das wird gebraucht:

2 Teelöffel (10 ml) hochprozentiger Wodka
20 Tropfen Orangenöl
20 Tropfen Neroliöl
20 Tropfen Petitgrainöl
10 Tropfen Bergamotteöl
5 Tropfen Mandarinenöl
6 Esslöffel (90 ml) Orangenblütenwasser

So wird's gemacht:

1 Eine 100-ml- oder 125-ml-Sprühflasche aus Glas mit hochprozentigem Wodka füllen.

2 Vorsichtig tropfenweise die ätherischen Öle einträufeln. Das Fläschchen gründlich durchschütteln, bis sich alle Öle im Alkohol gelöst haben.

3 Nun das Orangenblütenwasser hinzufügen und das Fläschchen erneut gut schütteln.

4 Das Parfüm einige Tage stehen lassen, damit es reifen und der Duft sich voll entfalten kann. Das Fläschchen jedes Mal vor dem Gebrauch gut schütteln, da einige Tropfen ätherischen Öls möglicherweise nicht vollkommen aufgelöst sind.

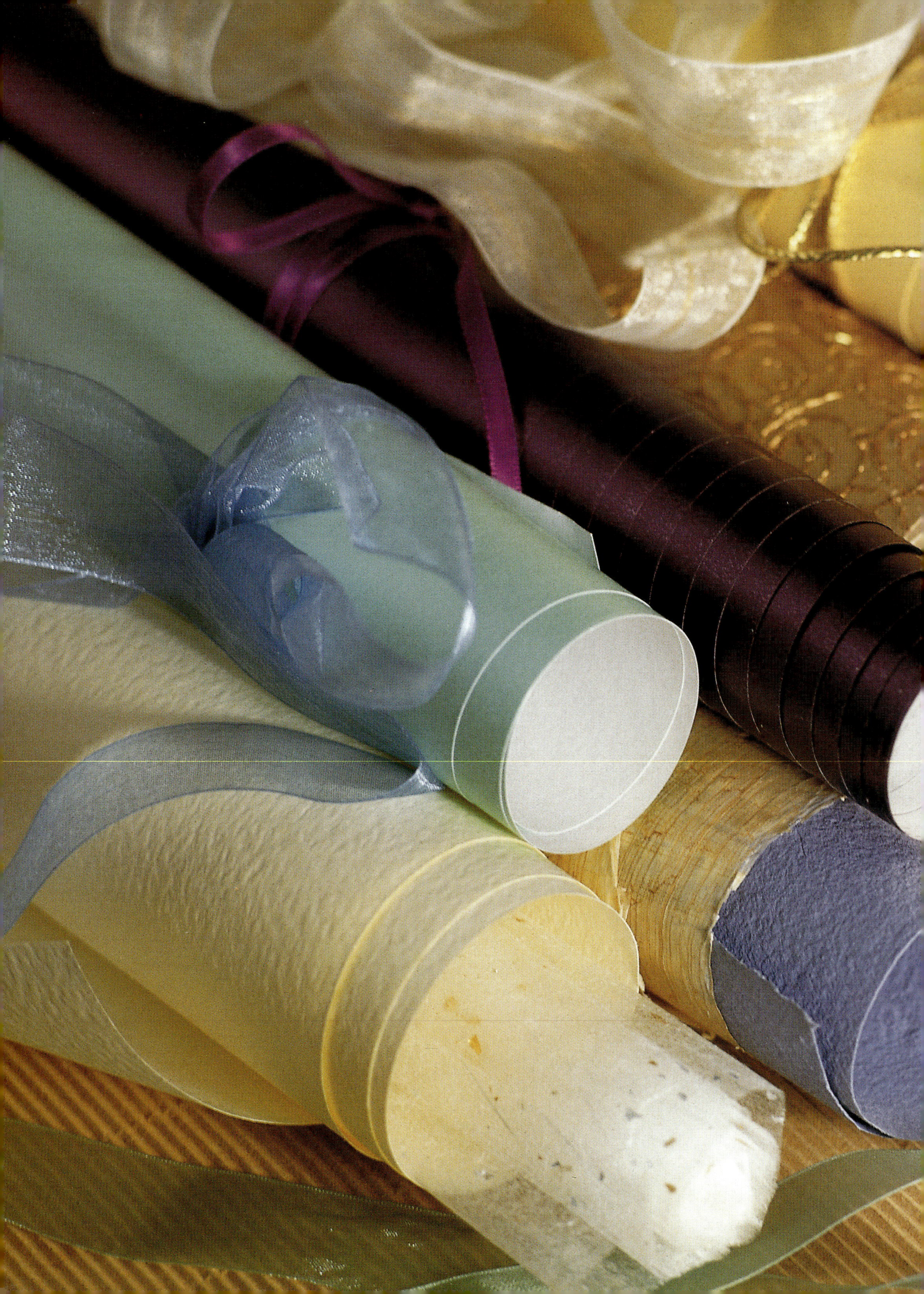

7 Dekorationen und Verpackungen

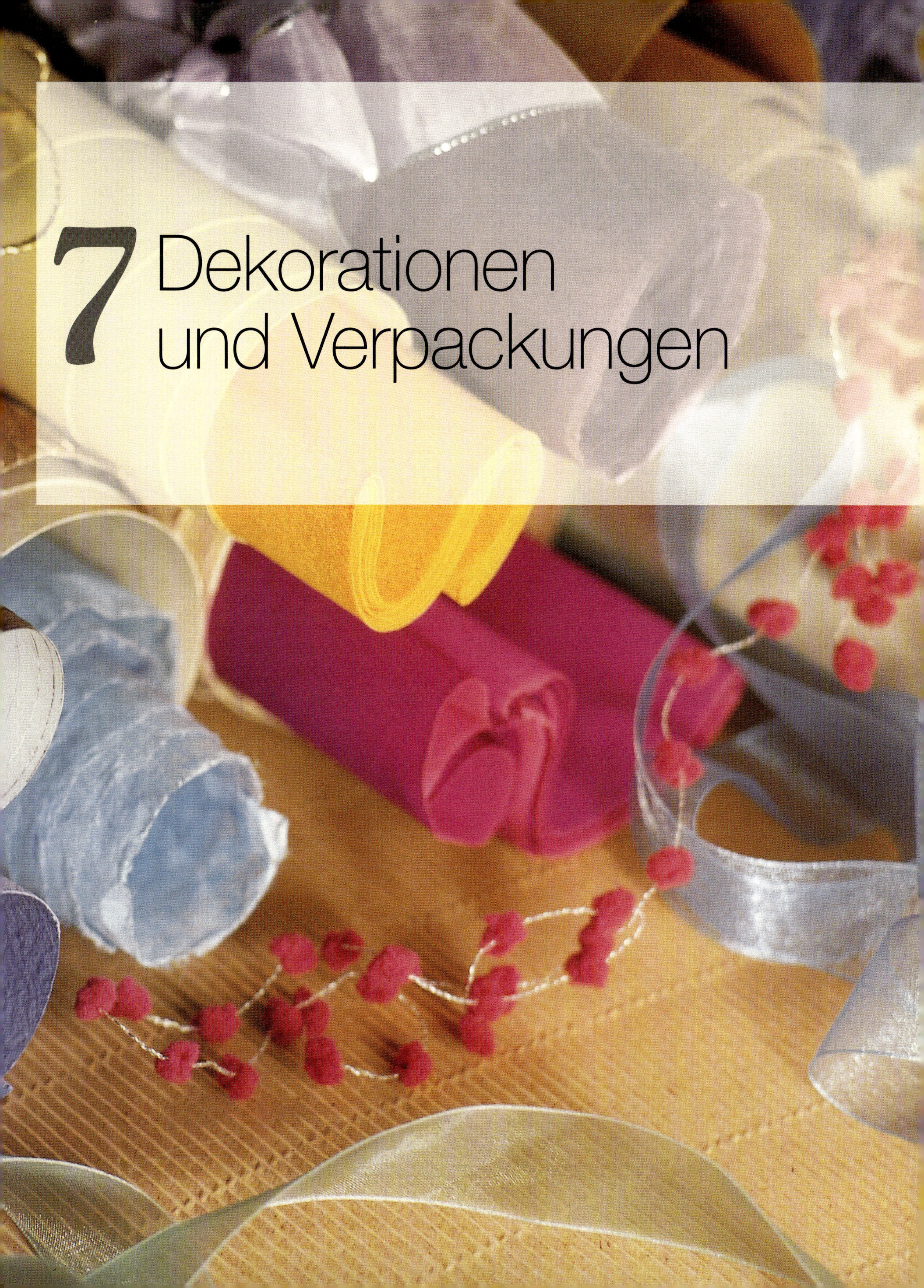

Dekorationen und Verpackungen

Sind die ersten selbstgemachten Seifen einmal fertig, entsteht die Frage, wie man sie am besten verpacken soll. Bei diesen natürlichen und aus rein pflanzlichen Rohstoffen hergestellten Seifen liegt es freilich nahe, sich für eine Verpackung zu entscheiden, die diese Natürlichkeit widerspiegelt. Auch beim Verpackungsmaterial können Sie auf eine Vielzahl ansprechender Naturmaterialien, wie recyceltem Wellpappkarton, Bast, handgeschöpftem Papier, Weidenkörbchen und einigem mehr, zurückgreifen.

Was das Verpacken von Seife betrifft, so gibt es keine festen Regeln oder Hauruck-Anleitungen. Auf jeden Fall ist die Verwendung atmungsaktiver Verpackungsmaterialien von Vorteil. Davon abgesehen sind der Phantasie kaum Grenzen gesetzt, so dass vom Experimentieren mit Stoffen, getrockneten Bananenblättern oder verschiedenen Holzarten bis hin zum Einsatz der bereits erwähnten Naturmaterialien alles möglich ist. Duftseifen, die ätherische Öle enthalten, sollten möglichst bald nach Ende des Trocknungs- und Reifungsprozesses verpackt werden, da die Verpackung eine Art Isolierung gegen die Umgebungsluft bildet und der Duft dadurch länger anhält.

Obwohl Seifen, in die Gewürze, getrocknete Blumen, Mohnkörner, Kräuter oder Haferflocken eingearbeitet worden sind, bereits eine auffällige Struktur und Farbe aufweisen, kann man je nach Lust und Laune mithilfe von Dekorationselementen neue Akzente setzen. Schlichte Basisseifen können durch das eine oder andere Dekomaterial optisch aufgewertet werden. Wie bei einigen Rezepturen in diesem Buch angeregt, kann man zum Beispiel kurz vor dem Erhärten eine getrocknete Rosenknospe in die Mitte der Seifenoberseite drücken. Als Alternative bei bereits abgehärteten Seifen bietet es sich an, die getrockneten Blüten und Knospen mittels Paraffin- oder Kerzenwachs auf der Seife zu fixieren. Neben Blumen eignen sich als Dekomaterialien auch Mandeln, Kaffeebohnen, Vanille- oder Zimtstangen. Eine nette Idee ist es, die Dekoration danach auszuwählen, welche Ingredienzien Sie für die jeweilige Seife verwendet haben, um dadurch auch optisch eine Verbindung zu den Inhaltsstoffen zu schaffen.

Eine weitere Dekorationsmöglichkeit ist die Prägung eines Stempels auf der Seifenoberfläche. Dafür sollten der Trocknungs- und Reifungsprozess in etwa zur Hälfte fortgeschritten sein und die Seife schon fest, aber noch nicht richtig hart sein. Um dem Ganzen ein antikes Flair zu geben, können Sie einen alten Wachssiegelstempel benutzen, wie er früher zum Versiegeln von Briefen verwendet wurde. Auch in Haushaltswarengeschäften finden sich zwischen Keksausstechern und Tortendekorationsmaterialien immer wieder Stempel mit verschiedenen interessanten Motiven. Was auch immer Sie zum Stempeln verwenden – fetten Sie den Stempel vor dem Benutzen leicht ein, damit der Abdruck klar wird und der Stempel nicht auf der Seife kleben bleibt.

Parfüms sind leichter zu verpacken als Seife, da sie bereits zuvor in Flaschen gefüllt worden sind. Anstelle einfacher Glasflaschen empfiehlt es sich, für die Parfüms verzierte Flakons zu verwenden, um die duftende Kostbarkeit entsprechend zu präsentieren. Die Bandbreite an im Handel erhältlichen, hübschen Flakons und Fläschchen ist groß und reicht von färbigem Glas über Ätzmuster bis hin zu Bemalungen oder anderen Dekorationsarten, die alle unterschiedliche Vorzüge haben. Möchten Sie zu Hause einen besonderen Effekt erzielen, können Sie verschiedene Flaschen auf dem Schminktischchen oder im Regal aufstellen.

Wenn das Duftfläschchen als Geschenk gedacht ist, wickeln Sie es zum Schutz in buntes Seidenpapier und verpacken es in einer hübschen Geschenkschachtel. Glasflaschen sind die gängigsten Behälter für Parfüms und Düfte; sollten Sie Ihrem Duft ein antikes oder folkloristisches Flair geben wollen, können Sie Stein- oder Porzellanfläschchen verwenden. Um einen natürlichen, nachhaltigen Effekt zu erzielen, eignen sich naturfärbige Sandsteinfläschchen aus Indien, wohingegen Flakons aus feinem Porzellan (mitunter auch mit Sprayaufsatz erhältlich) schick und elegant wirken.

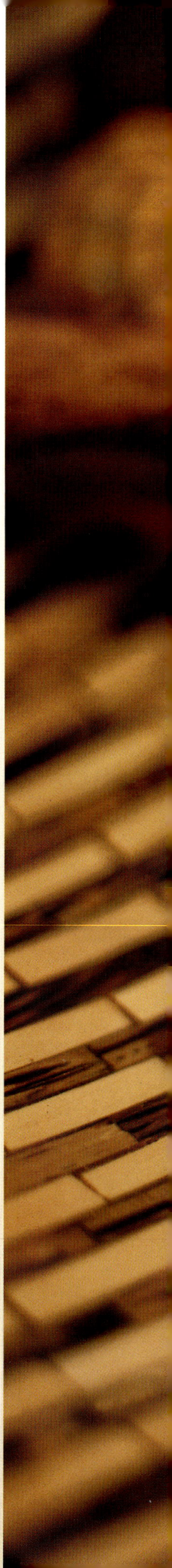

„Die Wahl des Verpackungsmaterials hängt davon ab, welchen Stil Ihre Seife repräsentieren soll."

Catherine Bardey, Autorin und Modedesignerin

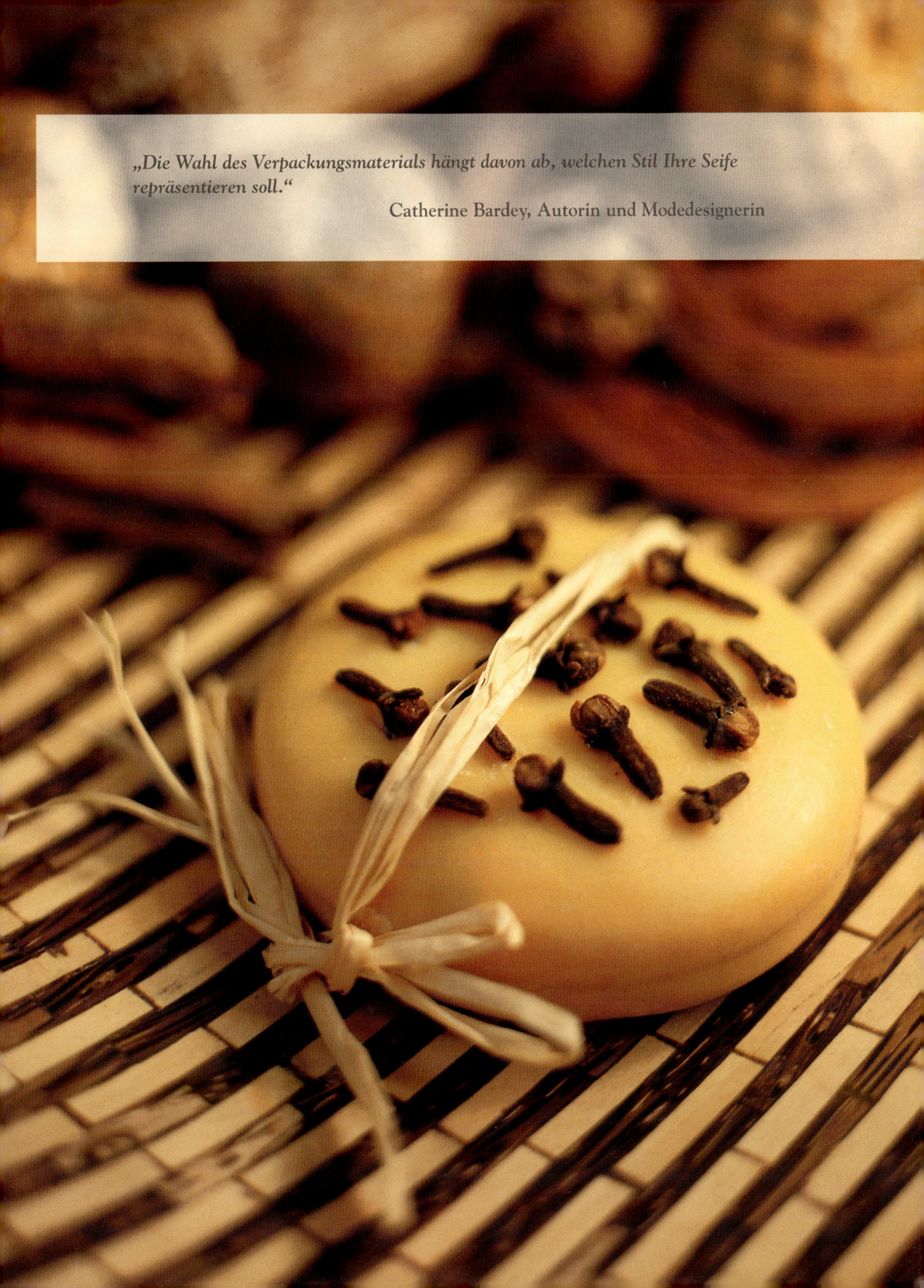

Tipp: *Glyzerinseifen kann man besonders effektvoll präsentieren, indem man sie in durchsichtige, gemusterte Stoffe oder transparentes Geschenkpapier einwickelt.*

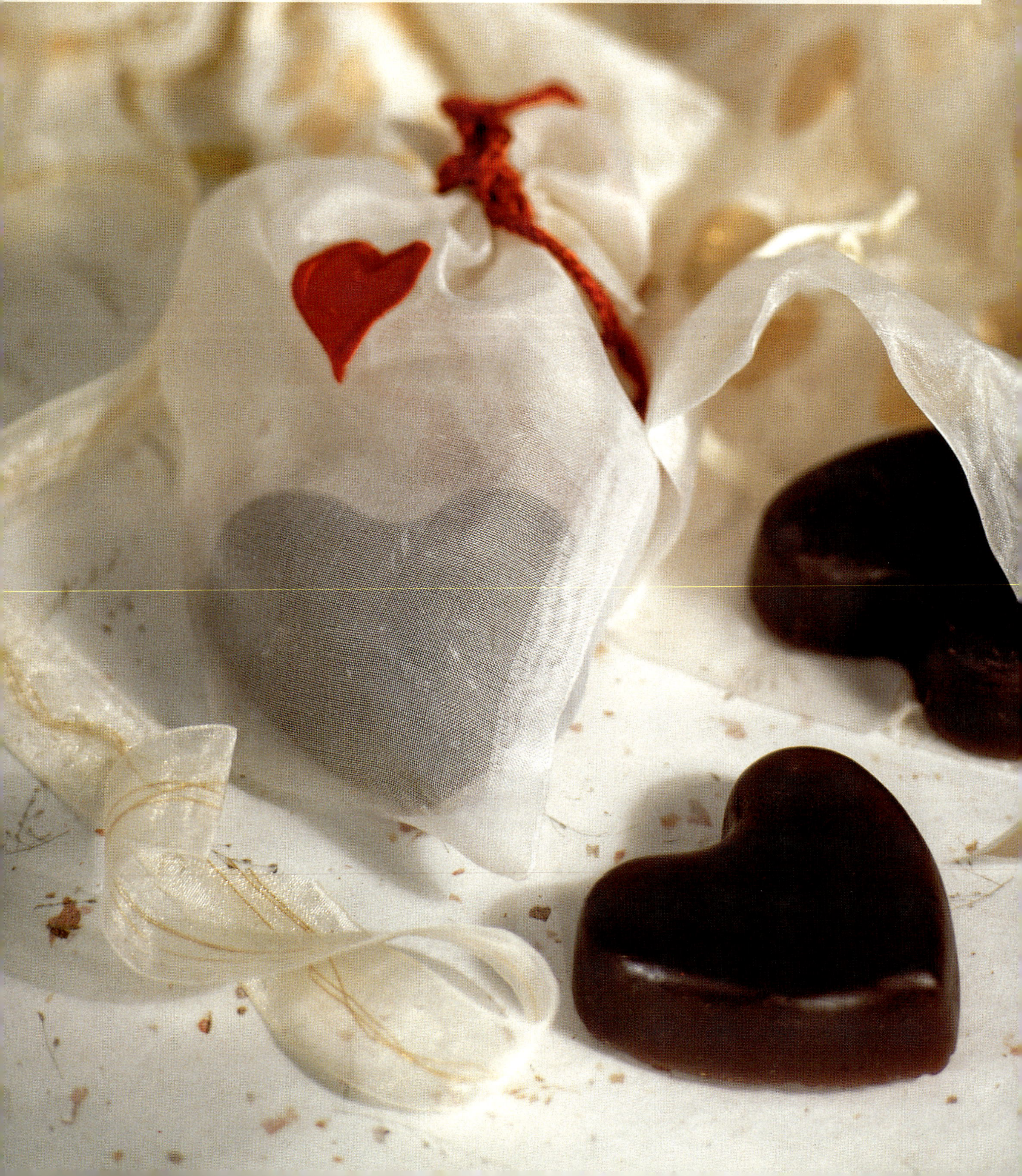

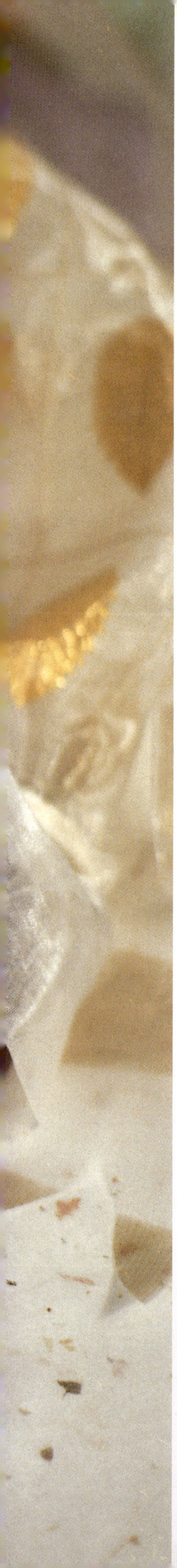

Geschenkpapier

Phantasievolle Verpackungen sind schön fürs Auge und geben Ihren Seifen zugleich ein professionelles Aussehen. Im Folgenden finden Sie ein paar Verpackungsideen.

Wählen Sie ein quadratisches Stück Stoff aus, das dem Stil entspricht, in dem Sie die Seife verpacken wollen. Grobfaserige Naturstoffe, wie Sackleinen oder Hanf, schauen natürlich aus und fühlen sich auch so an, während Seide und Satin Eleganz vermitteln. Wickeln Sie die Seife wie ein Paket in den Stoff ein. Zum Zuschnüren eignen sich bei Naturstoffen braune Schnüre oder Bast, für in Seide oder Satin gewickelte Seife verwenden Sie am besten ein Band oder eine hübsche Schleife.

Schneiden Sie einen Streifen handgemachten Papiers oder Geschenkpapiers aus, der in etwa eine halbe Seifenlänge breit ist. Wickeln Sie nun den Papierstreifen mittig um die Seife, so dass die beiden Seifenenden unbedeckt sind. Wenn Sie der Seife eine zusätzliche persönliche Note verleihen wollen, können Sie ein selbstgemachtes Etikett mit eigenem Logo oder einer genaueren Beschreibung der Seife auf den Papierstreifen kleben.

Nähen Sie aus einem Stück Stoff und einer Kordel ein kleines Beutelchen. Besonders geeignet hierfür sind Tüll oder Spitze, da die Person, für die das Geschenk gedacht ist, durch den transparenten Stoff bereits einen visuellen und duftenden Vorgeschmack auf die Seife bekommt. Für den Kordelbeutel legen Sie die Kordel entlang des Stoffendes auf, stülpen das Stoffende darüber und nähen die Kordel so in den Stoff ein, dass sie nicht ganz festsitzt und sich das Beutelchen durch Zuziehen der Kordelenden gut schließen lässt.

Wickeln Sie die Seife in ein quadratisches Stück weißen Musselin. Legen Sie ein paar von jenen Blumen und Kräutern bereit, die Sie auch für die Seife verwendet haben. Die Stängel dabei nicht entfernen! Nun aus Bast oder einem Band eine Schleife um das Musselin-Päckchen wickeln und die Blumensträußchen in die Schleife einarbeiten.

Aus kleinen Seifen, Badekugeln oder Waschbällen können Sie auch eine Kette oder Rolle basteln. Nehmen Sie dafür ein rechteckiges Stück Stoff und breiten es auf einer ebenen Fläche aus. Legen Sie nun an der Längsseite des Stoffstücks, fünf Zentimeter vom Rand entfernt, die Seifen nebeneinander auf, wobei der Abstand zwischen den einzelnen Seifenstücken oder Kugeln ebenfalls fünf Zentimeter betragen soll. Stülpen Sie sodann den Stoffrand über die Seifen und rollen diese vorsichtig in den Stoff ein, so dass eine Rolle entsteht. Binden Sie dann die Rollenenden sowie die Zwischenräume zwischen den Seifen mit Bändern, Schnüren oder Bast zu. Um einen zusätzlichen Effekt zu erzielen, können Sie zum Schluss die Stoffenden mit einer Zickzackschere zurechtschneiden.

Auch aus einem Spitzenpapier, wie es als Unterlage für Torten und Kuchen verwendet wird, lässt sich eine hübsche Verpackung zaubern. Legen Sie dafür ein paar Seifen in die Mitte des Papiers, raffen vorsichtig den Rand des Papiers zu einem Beutelchen hoch und binden dieses Säckchen mit einem Spitzenband oder einer Schnur zu. In das Band können Sie je nach Belieben getrocknete Rosenknospen oder andere getrocknete Blüten einarbeiten und sie kunstvoll außen am Beutelchen herabhängen lassen.

Schachteln und Bänder

Wenn die Seifen einmal eingewickelt sind, verpacken Sie sie am besten zusätzlich in Geschenkschachteln. Das ist nicht nur optisch reizvoll, sondern schützt die Geschenke auch vor Beschädigungen, die sogar bei den verhältnismäßig harten Seifen auftreten können. Gerade wenn Sie die Präsente per Post verschicken wollen, empfiehlt es sich, diese in Schachteln zu verpacken. Auch Geschenkschachteln können sehr dekorativ gestaltet und mit Bändern und Schleifen verziert werden, wie die folgenden Anregungen beweisen.

Wie von Susan Miller angeregt, sehen Seifen auch in kleinen Holzschachteln gut aus. Um Abwechslung zu schaffen, können Sie eingewickelte und nicht eingewickelte Seifen miteinander kombinieren. Vorsichtshalber können Sie die Schachtel mit Papierkringeln füllen, damit die Seifen nicht beschädigt werden. Nicht eingewickelte Seifen kann man sehr ansprechend und naturnah präsentieren, indem man die Schachtel mit getrockneten Blüten füllt und die Seifen auf die Blumen bettet. Eine weitere Möglichkeit bietet buntes Seidenpapier, wobei entweder für jede Seife eine andere Farbe verwendet wird oder abwechselnd bestimmte Farben eingesetzt werden. Dabei können die Seifen in der Schachtel dann auch dementsprechend angeordnet werden. Falls die Holzschachtel aus Stäbchen besteht, lassen sich mit Bastschnüren oder Bändern, die durch die Zwischenräume der Stäbe gefädelt werden, interessante Effekte erzielen.

Auch kleine Weidenkörbchen eignen sich ausnehmend gut als Geschenkverpackung für selbstgemachte Naturseifen. Füllen Sie die Körbchen mit kleinen Kiefernzapfen und Ziergräsern und Sie platzieren dann die Seifenstücke darauf. Wickeln Sie nun einen kleinen Bogen Zellophanpapier um das Arrangement und befestigen Sie ihn mittels Klebstoff auf der Unterseite des Korbes. Nehmen Sie nun mehrere verschiedenfärbige Baststreifen und Bänder zur Hand, verflechten diese miteinander und befestigen sie dann durch Verknoten am Griff des Körbchens.

Sie können aber auch selbst eine Schachtel basteln. Dafür benötigen Sie lediglich ein Blatt Wellpappe. Legen Sie die Seife in die Mitte des Wellpapierblattes und ritzen Sie mit einem scharfen Messer an jenen Stellen, an denen die Wellpappe gefaltet werden soll, zarte Linien in das Papier. Jetzt gelingt es ganz einfach, die Wellpappe zu einer kleinen Schachtel zu falten. Nehmen Sie nun ein langes, breites Samtband und binden es zu einer hübschen Schleife. Schneiden Sie die langen Enden der Schleife vorsichtig in Streifen und knoten Sie eine oder mehrere getrocknete Rosenknospen als Hingucker in einige der Streifenenden.

Füllen Sie eine kleine Kartonschachtel halbvoll mit verschiedensten Blüten und Blättern. Legen Sie nun eine oder mehrere Seifen auf das Blütenbett und streuen Sie dann weitere Blüten und Blätter auf die Seifen, bis diese halb bedeckt sind. Verschließen Sie die Schachtel und verzieren Sie sie zu guter Letzt mit einer hübschen Schleife.

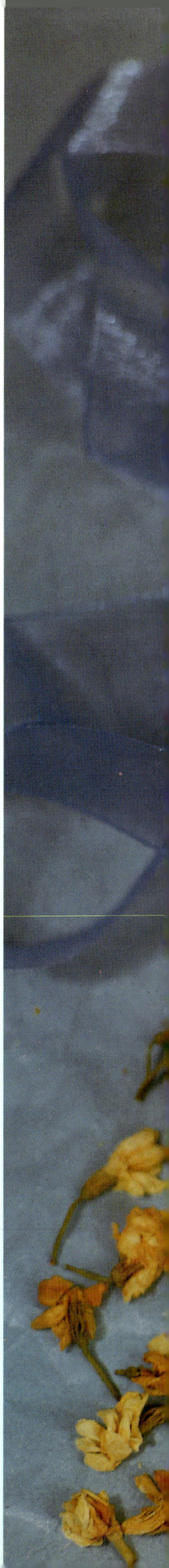

„Befüllen Sie Holzschachteln mit verschiedenen eingewickelten oder nicht eingewickelten Seifen.“

Susan Miller Cavitch, Autorin und Naturseifenproduzentin

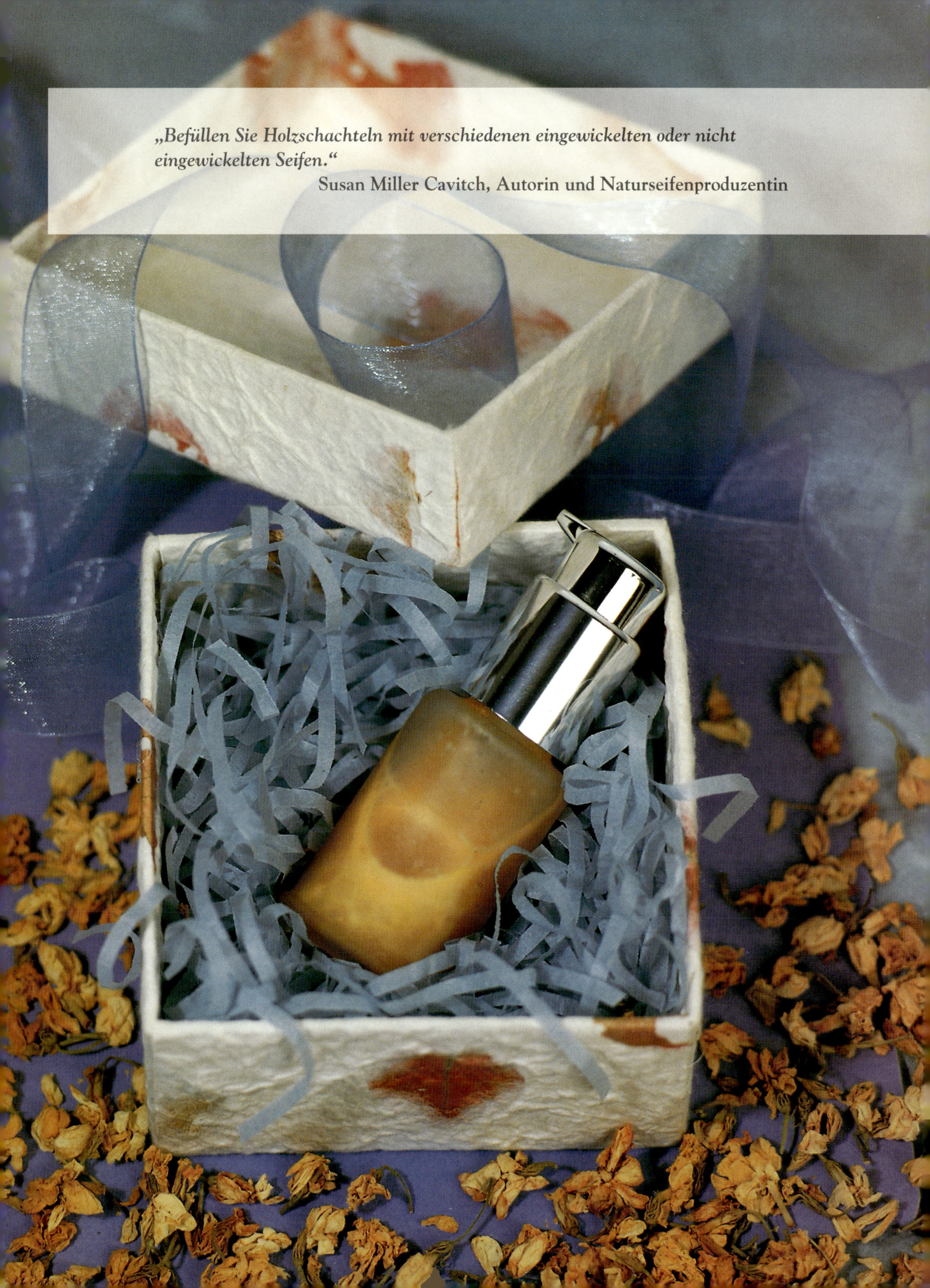

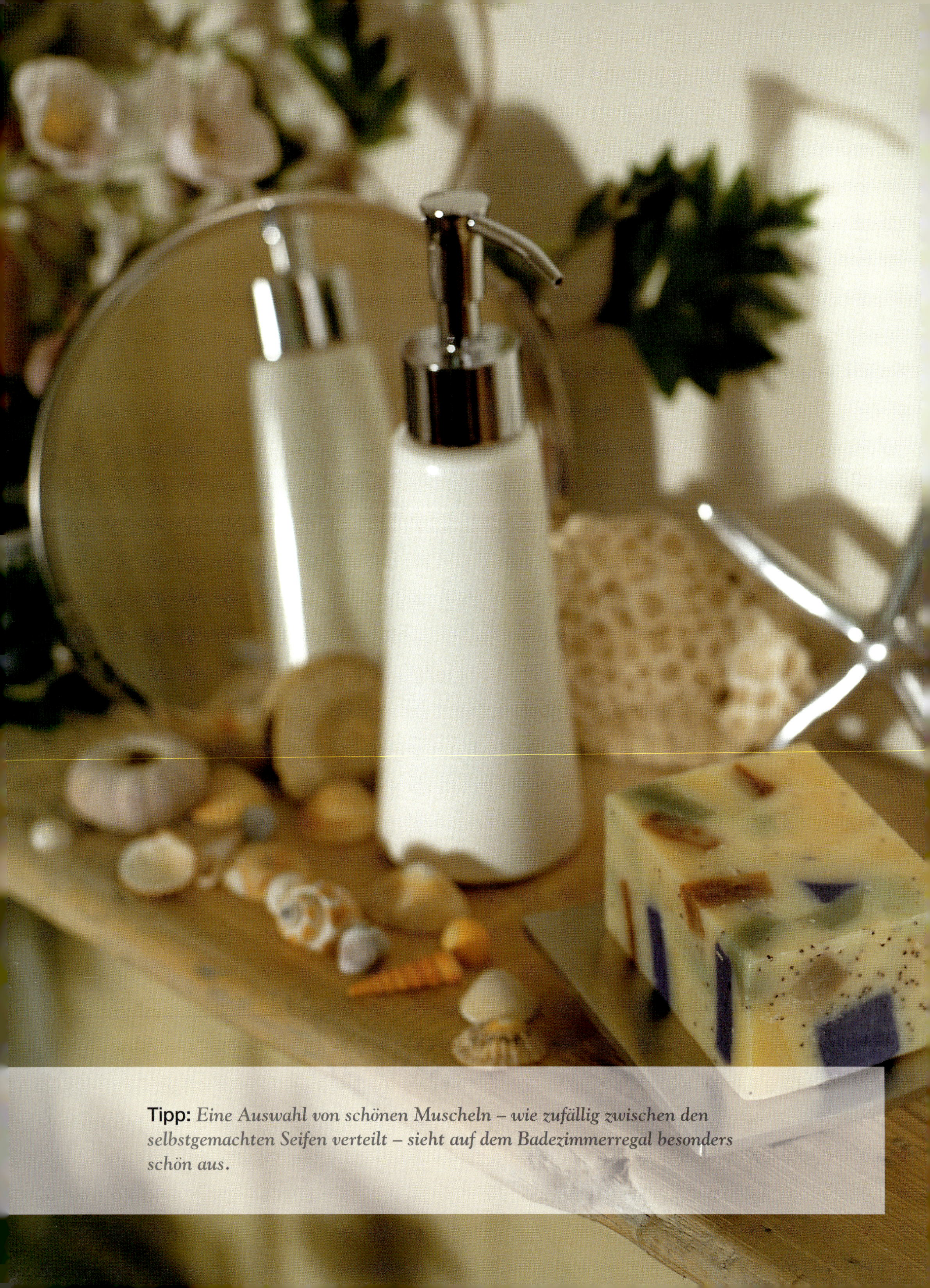

Tipp: *Eine Auswahl von schönen Muscheln – wie zufällig zwischen den selbstgemachten Seifen verteilt – sieht auf dem Badezimmerregal besonders schön aus.*

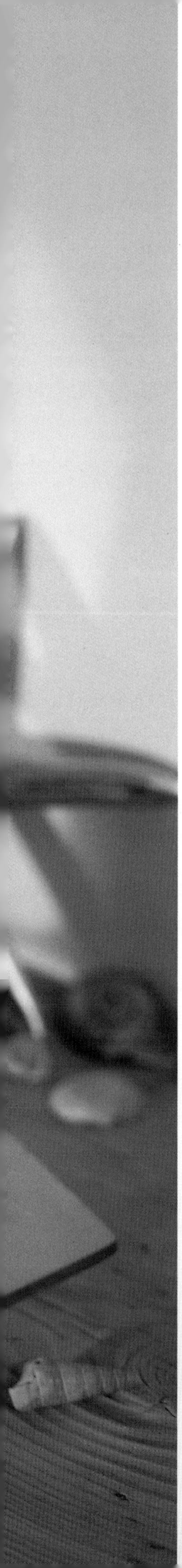

Wie Sie Ihre Seifen und Düfte gekonnt präsentieren

Haben Sie einmal eine gewisse Anzahl von Seifen und Düften hergestellt, wollen Sie die Früchte ihrer harten Arbeit selbstverständlich auch angemessen präsentieren; nicht zuletzt auch, um sich selbst immer wieder aufs Neue an den Kostbarkeiten zu erfreuen. Nachdem Sie nun ein paar Anregungen zum Verzieren und Verpacken von Seifen als Geschenke erhalten haben, finden Sie im Folgenden einige Ideen, wie sich Seifen und Düfte zu Hause für sich selbst und die Familie gekonnt präsentieren lassen.

Bei Parfüms ist das Präsentieren keine Hexerei – befinden sich die wohlriechenden Essenzen doch bereits in hübschen Fläschchen und gefallen daher überall, egal wo Sie sie hinstellen. Probieren Sie doch einmal Folgendes: Stellen Sie ein paar Ihrer Lieblingsdüfte in einer Reihe vor dem Spiegel Ihres Schminktisches oder Ihrer Frisierkommode auf und lassen Sie dann das beeindruckende Bild auf sich wirken, das sich durch die Spiegelung der Fläschchen ergibt.

Fläschchen, in denen sich noch Parfüm befindet, sollen nicht der Sonneneinstrahlung ausgesetzt werden, leeren oder nachträglich mit Wasser aufgefüllten Flakons schadet die Sonne dagegen nicht. Mit ihnen sind Ihrer Präsentierfreude keine Grenzen gesetzt. Verfügen Sie zum Beispiel in Ihrem Haus oder der Wohnung über ein kleines Fenster mit einem Fenstersims, auf den zumindest über einen gewissen Zeitraum des Tages die Sonne direkt strahlt, so können Sie Folgendes ausprobieren: Besorgen Sie verschiedene Kristalle und lassen Sie diese an Seiden- oder Kunststofffäden in unterschiedlicher Höhe vom oberen Fensterrahmen herabhängen, wobei einige Fäden fast bis zum Fenstersims reichen sollen. Stellen Sie nun die Parfümfläschchen zwischen den herabhängenden Kristallen auf den Fenstersims. Sobald die Sonne auf das Fenster scheint, verwandelt es sich in eine zauberhafte Kulisse voller tanzender Lichtspiele und Reflektionen von Kristallen und Glasflakons.

Auch ansprechende Seifenschalen tragen dazu bei, dass Ihre selbstgestalteten Seifen neben dem Badezimmerbecken oder der Küchenabwasch bleibenden Eindruck hinterlassen. So manches Tafelgeschirr, wie zum Beispiel Keramikschüsselchen, Glasteller oder Untersetzer aus rostfreiem Edelstahl, eignet sich ebenfalls als Seifenschale. Oder schauen Sie sich einmal in Japan- und China-Läden um – viele der hübschen Keramikteller dort lassen sich ausgezeichnet zu Seifenschalen umfunktionieren.

Sehr effektvoll als Seifenschalen am Waschbeckenrand sind dicke, farbige Glasstücke und zurechtgeschnittene Industriemetallteile. In den meisten größeren Eisenwarengeschäften können Sie die scharfen Kanten der Metallstücke abschleifen lassen. Auch ein kleines Reststück von einem schmiedeeisernen Zaun oder Tor verwandelt sich im Nu in eine wirkungsvolle Abtropfschale.

Auf Badezimmerregalen oder -kästchen kommen Seifen sehr gut zur Geltung und verströmen von ihrem Platz aus einen zarten Duft im ganzen Raum. Wenn Sie genügend Seifen zur Verfügung haben, können Sie auch einen Seifenturm aus verschiedenen Seifen bauen. Dafür verwenden Sie die größten Seifen als Turmbasis und benutzen als Turmspitze entweder eine Miniseife oder einen kleinen Waschball.

Hier noch zwei weitere Ideen zur Dekoration Ihrer Badezimmerregale: Legen Sie ein paar Stapel hübscher Handtücher auf die Regale und platzieren darauf Ihre selbstgemachten Seifen – das sieht nicht nur nett aus, sondern verleiht den Handtüchern auch einen angenehmen Duft. Als Alternative können Sie abwechselnd Handtuchstapel und Seifenpotpourris auf den Regalen platzieren und dazwischen zum Beispiel eine kleine Vase mit getrockneten Blumen stellen.

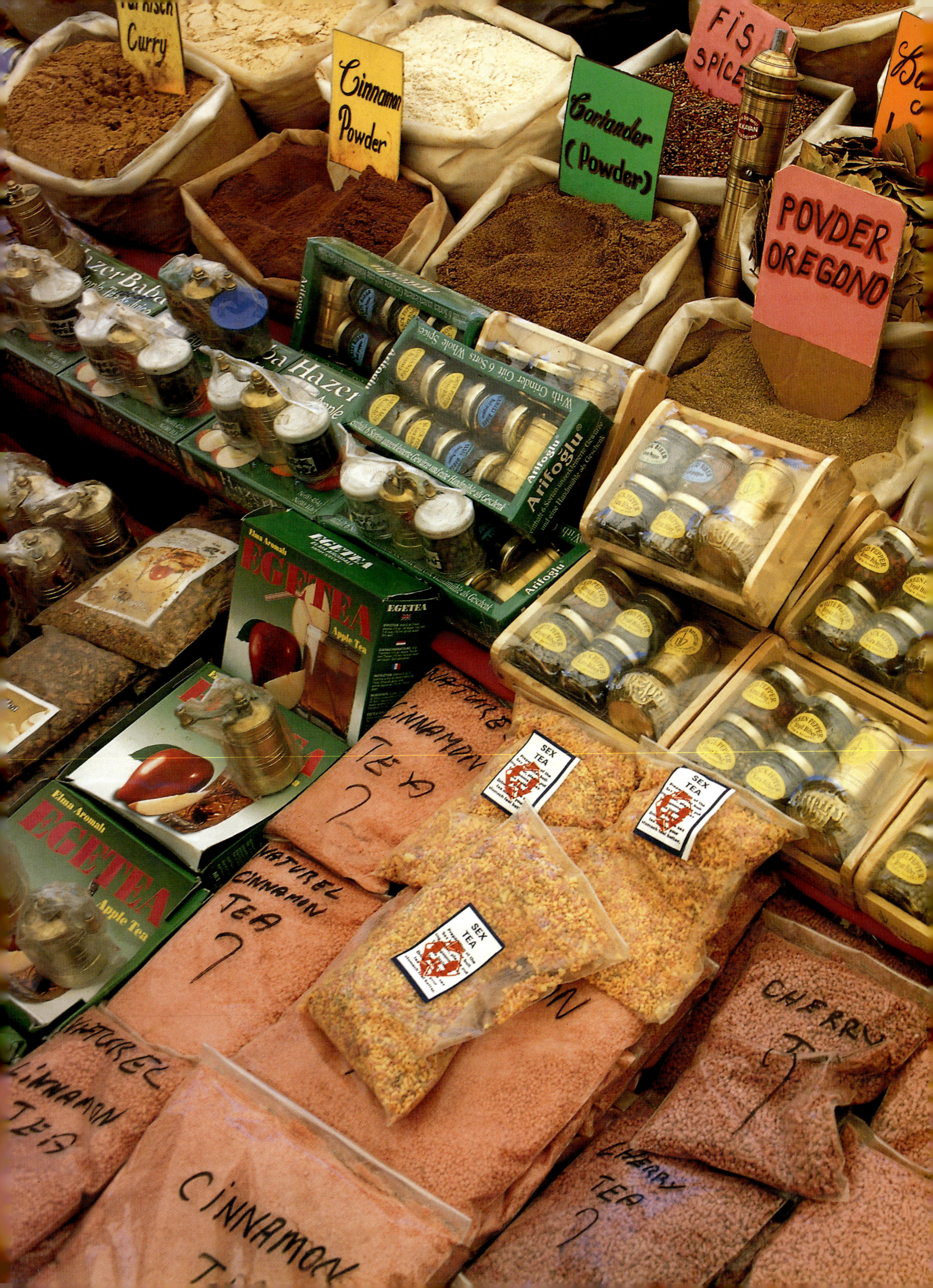
Curry
Cinnamon Powder
Coriander (Powder)
POVDER OREGONO
Arifoglu
EGETEA
Apple Tea
Elma Aromalı
SEX TEA
NATUREL CINNAMON TEA
CINNAMON TEA
CHERRY TEA
CINNAMON

8 Kauf und Lagerung der Ingredienzien

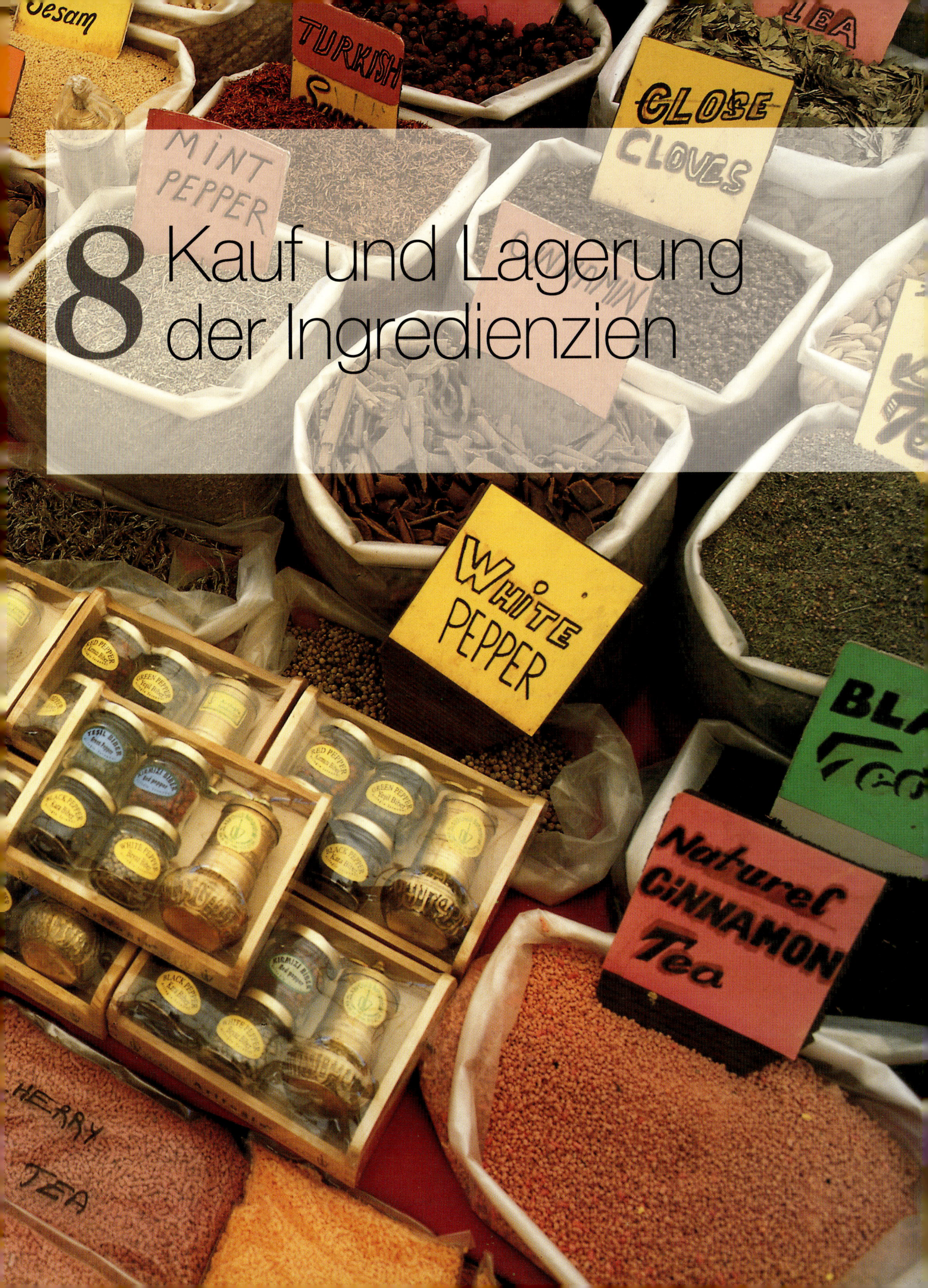

Tpip: *Achten Sie beim Kauf ätherischer Öle darauf, Fläschchen mit Tropfverschluss zu kaufen. So können Sie die jeweils benötigte Anzahl von Tropfen immer genau abzählen.*

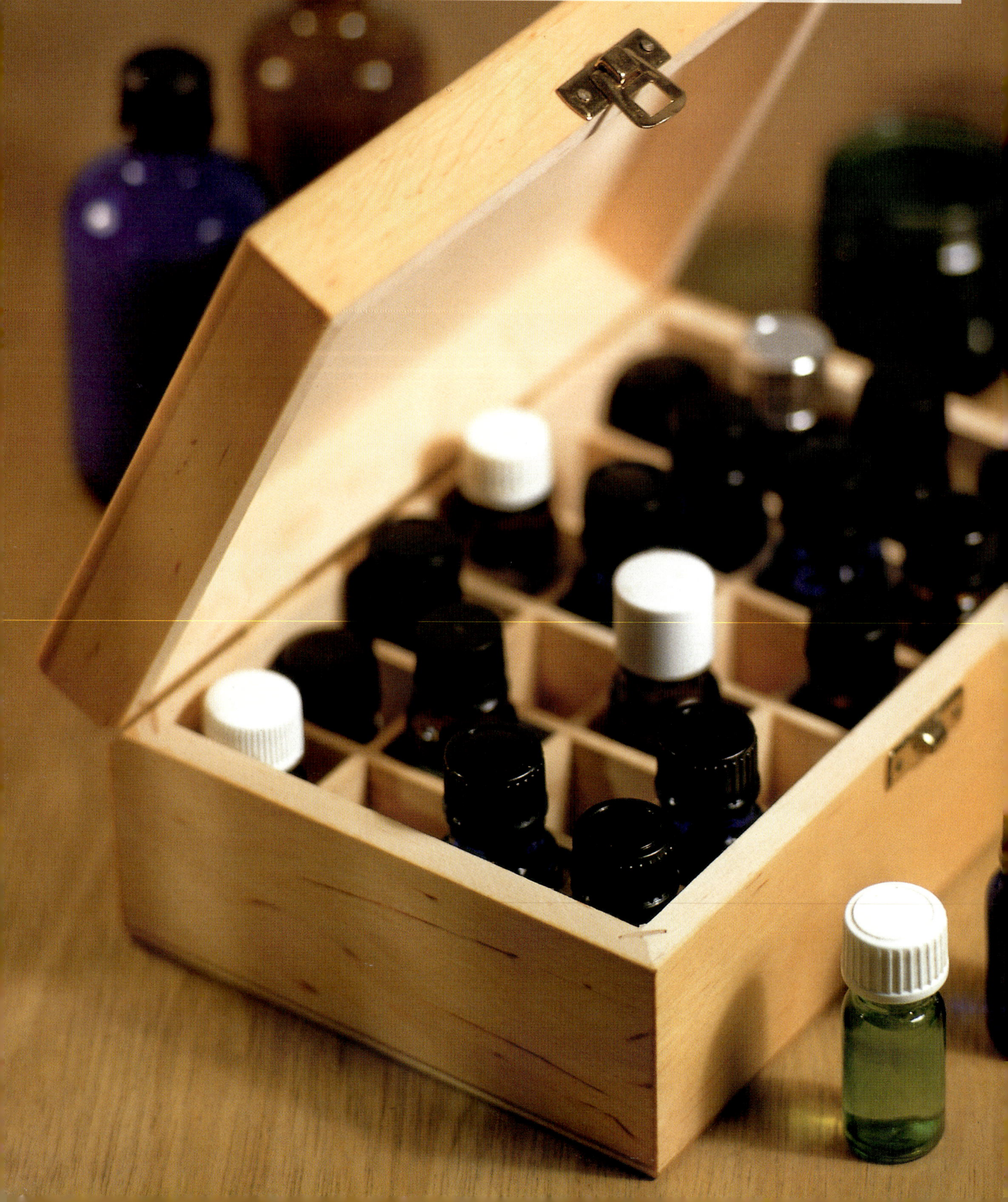

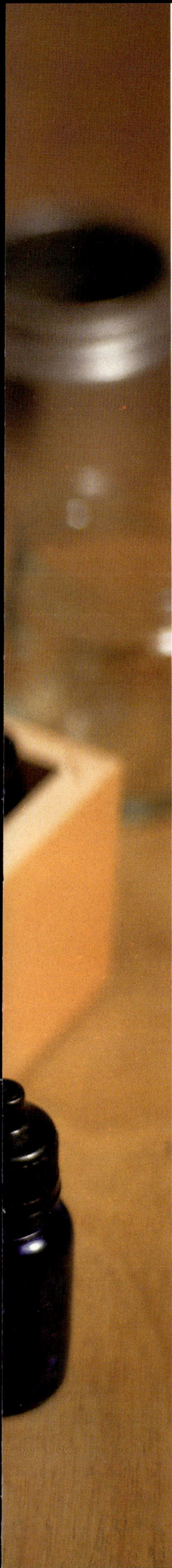

Kauf und Lagerung der Ingredienzien

Der Kauf und die richtige Lagerung sämtlicher Seifen- und Parfümingredienzien sind von fundamentaler Bedeutung für den gesamten Herstellungsprozess von Seifen und Düften. Auf den Seiten 126 und 127 sind Händler und Geschäfte aufgelistet, die alle Ingredienzien und Materialien führen, welche für eine erfolgreiche Parfüm- und Seifenproduktion notwendig sind. Nachfolgend finden Sie einige Tipps, worauf beim Kauf und bei der Lagerung der Zutaten zu achten ist und wie Sie Ihre fertigen Kreationen am besten aufbewahren.

- Alle Ingredienzien sollen nach Möglichkeit frisch gekauft werden. Obwohl die verschiedenen Zutaten für Seife und Parfüm unterschiedlich lange haltbar sind, empfiehlt es sich, jeweils lediglich jene Ingredienzien einzukaufen, die Sie unmittelbar benötigen.

- Kaufen Sie stets ausschließlich jene Menge von Zutaten, die Sie unmittelbar benötigen! Auch wenn manches in größeren Mengen preiswerter ist, kann sich ein solcher „Mengenrabatt" letztlich als Fehlinvestition erweisen, wenn Sie nicht alles schnell genug aufbrauchen können.

- Die Ingredienzien immer an einem kühlen, dunklen und trockenen Ort, unter Ausschluss von Licht, Feuchtigkeit, Hitze und Zug aufbewahren. Auf diese Weise lässt sich die Haltbarkeit der Zutaten verlängern.

- Stellen Sie sicher, dass Sie die Fläschchen mit den ätherischen Ölen aufrecht stehend an einem kühlen, dunklen Ort lagern.

- Frische Zutaten wie zum Beispiel Früchte sollten stets so frisch wie möglich sein – besonders, wenn es sich um Bioprodukte handelt.

- Falls nach dem Gebrauch von Seifenflocken, Wäschestärke oder ähnlichen Produkten noch eine halbe Packung übrig sein sollte, achten Sie beim Wiederverschließen darauf, dass die Packung gut verschlossen ist, nachdem Sie die Luft herausgepresst haben. Sie können das übriggebliebene Material aber auch in luftdichte Behälter füllen.

- In Öl gelagerte Färbemittel aus gemahlenen Gewürzen sind einige Monate in luftdichten, dunklen Glasgefäßen haltbar.

- Sobald Sie annehmen, dass eine der Ingredienzien aufgrund einer Farb- oder Texturveränderung verdorben ist, werfen Sie diese weg und kaufen eine neue. Die Verwendung alter, verdorbener Zutaten kann sich auf den gesamten Herstellungsprozess negativ auswirken und somit zu einer Verschwendung weiterer Zutaten führen.

- Selbstgemachte Seifen sind zwischen sechs Monaten und einem Jahr haltbar, sofern sie nach Beendigung des Reife- und Trocknungsprozesses fern von Staub und übermäßigem Lichteinfall gelagert werden. Sollten Sie einmal besonders viele Seifen übrighaben, verschenken Sie doch einfach ein paar davon!

- Selbstgemachte Düfte auf Ölbasis sind bis zu sechs Monate haltbar. Düfte auf Alkoholbasis halten viel länger, da der Alkohol ein natürlicher Konservierungsstoff ist. Düfte auf Blütenwasserbasis sollten am besten innerhalb von drei Monaten aufgebraucht werden.

Was ist zu tun, wenn die Seife nicht gelingen will?

Im Folgenden werden einige der am häufigsten auftretenden Schwierigkeiten bei der Herstellung kalt gerührter Seifen beschrieben sowie Mittel und Wege aufgezeigt, wie Sie diese Probleme vermeiden können.

Die Seifenmasse dickt nicht ein

Für den Eindickungsprozess kann ab und zu sehr viel Geduld vonnöten sein, da die Seifenmasse manchmal erst viel später eindickt als geplant. Lassen Sie sich nie frühzeitig entmutigen, und geben Sie erst nach 24 Stunden auf oder wenn Sie ziemlich sicher sind, dass die Seifenmasse nicht mehr eindicken wird. Mögliche Ursachen für ein Nichtzustandekommen des Eindickens: Sie haben zu viel Wasser oder zu wenig Lauge verwendet; die Temperatur war zu hoch oder zu niedrig; das Durchrühren der Masse erfolgte zu langsam oder war nicht gründlich genug. Um beim nächsten Versuch das Eindicken zu gewährleisten, wiegen Sie zuvor alle Zutaten aufs Genaueste ab und messen die Temperatur der Fette und Laugen auf den Grad genau.

Die Seifenmasse ist körnig

Eine körnige Struktur macht möglicherweise optisch kein gutes Bild, verwendet werden kann die Seife jedoch genau wie jede andere. Die Körnigkeit wird durch zu niedrige oder zu hohe Temperaturen verursacht, kann aber auch dadurch entstanden sein, dass Sie nicht kräftig und regelmäßig genug gerührt haben.

Die Seife ist weich und schwammig

Sollte eine Seife zu weich werden, entsorgen Sie sie, denn solche Seifen härten meistens nicht mehr nach. Weiche Seifen entstehen, wenn zu wenig Lauge verwendet wurde.

Die Seife ist hart und bröckelig

Zu harte und bröckelige Seife müssen Sie unbedingt entsorgen, da diese Seifen zu basisch für die Haut sind. Harte Seifen entstehen, wenn zu viel Lauge verwendet wurde.

Die Seife enthält Luftbläschen

Überprüfen Sie, ob die Bläschen tatsächlich nur aus Luft bestehen. Sollte sich in den Bläschen Flüssigkeit befinden, entsorgen Sie die Seife, da diese Flüssigkeit zum Großteil aus Lauge besteht. Handelt es sich bei den Bläschen ausschließlich um Luftbläschen, können Sie die Seife ohne Weiteres benutzen. Luftbläschen bilden sich bei zu langem oder zu forschem Durchrühren der Seifenmasse vor dem Befüllen der Seifenförmchen.

Die Seifenmasse trennt sich in zwei Schichten

Wenn sich in den Seifenformen zwei Schichten bilden, von denen die untere hart und die obere ölig-flüssig ist, müssen Sie diese Seifen entsorgen. Die Trennung in Schichten entsteht entweder dadurch, dass die Seifenmasse zu kurz gerührt, zu viel Lauge verwendet, die Masse zu früh in die Förmchen gefüllt wurde oder weil die Masse in den Förmchen zu schnell abgekühlt ist.

Die Seife hat weiße Streifen

Überprüfen Sie, ob die Seife schlüpfrige, feste Laugenbrocken aufweist. In diesem Fall müssen Sie die Seife entsorgen. Sind keine Laugenreste vorhanden, sondern lediglich weiße Streifen, dann ist die Benutzung der Seife vollkommen unbedenklich. Diese Streifen entstehen durch ungleichmäßiges Rühren, zu kühle Temperaturen während des Mischens von Lauge und Fetten oder zu langes Rühren nach Beifügung der ätherischen Öle.

Die Seifenmasse gerinnt

Sobald die Seifenmasse die Konsistenz von Hüttenkäse annimmt oder sich kleine, perlengroße Klumpen am Boden des Topfes bilden, sollten Sie die Seifenmasse entsorgen. Die Ursachen für die Gerinnung sind ungenaues Abwiegen der Zutaten, falsche Temperaturen, unregelmäßiges Rühren oder zu schnelles Abkühlen der Seifenmasse.

Nach dem Abkühlen harte weiße Brocken in der Seife

Seifen mit harten weißen Brocken unbedingt entsorgen, da die Bröckchen aus Lauge bestehen und die Seife dadurch ätzend ist. Die Brocken entstehen, wenn entweder zu viel Lauge verwendet oder die Masse zu langsam gerührt wurde.

Übermäßige Menge so genannter „Sodaasche" (weißer Belag) auf der getrockneten Seife

Eine geringe Menge Sodaasche bildet sich meist nach dem Trocknungsprozess auf der Seifenoberfläche und ist vollkommen harmlos und einfach runterzuschaben. Sollte der weiße Belag allerdings so dick sein, dass Sie eine große Seifenschicht abtragen müssten, um den Belag zu entfernen, dann entsorgen Sie die Seife unbedingt, da sie in diesem Fall zu basisch ist. Übermäßige Mengen an Sodaasche entstehen, wenn zu viel Lauge verwendet wurde.

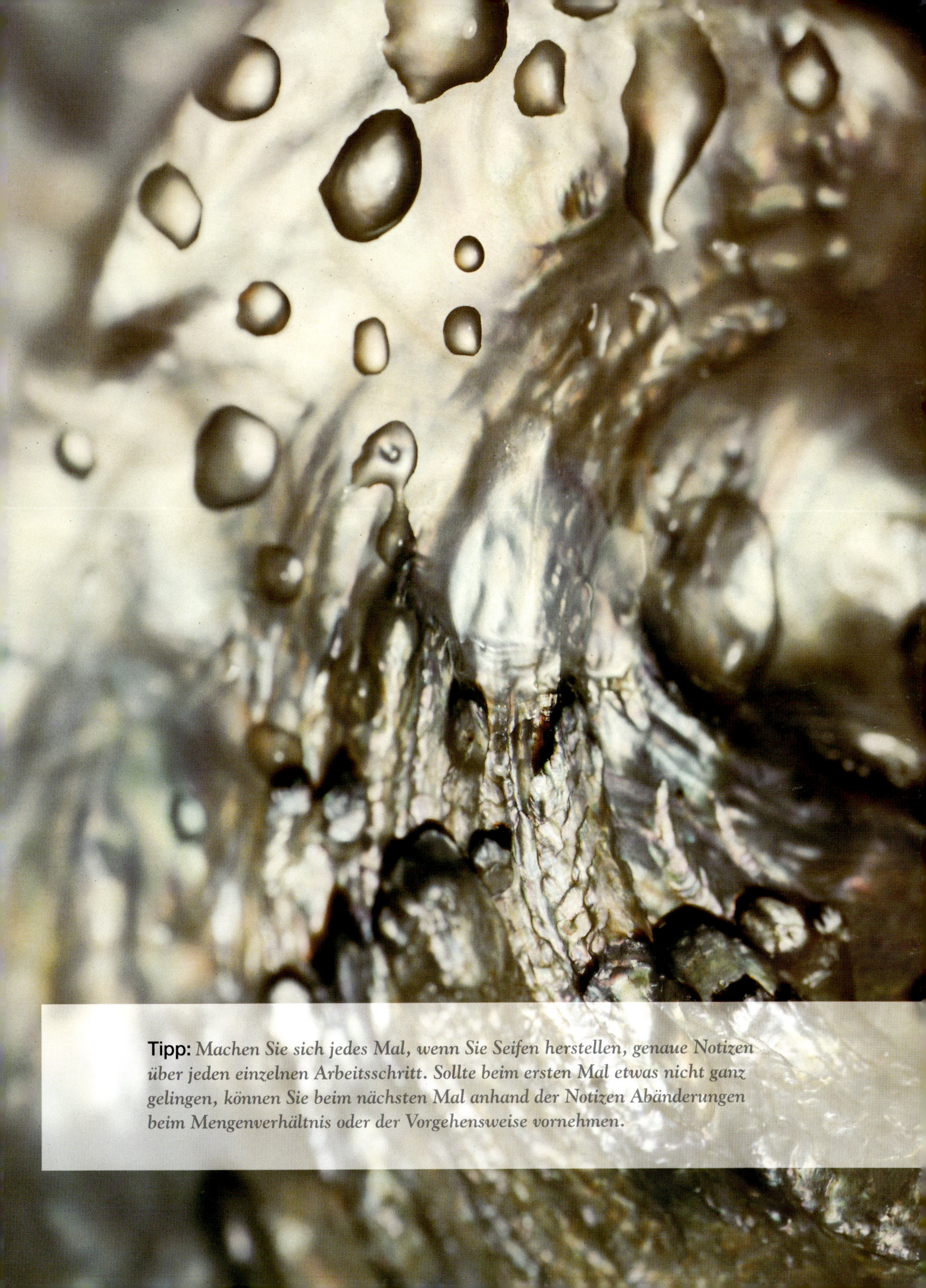

Tipp: *Machen Sie sich jedes Mal, wenn Sie Seifen herstellen, genaue Notizen über jeden einzelnen Arbeitsschritt. Sollte beim ersten Mal etwas nicht ganz gelingen, können Sie beim nächsten Mal anhand der Notizen Abänderungen beim Mengenverhältnis oder der Vorgehensweise vornehmen.*

Ingredienzien – Glossar

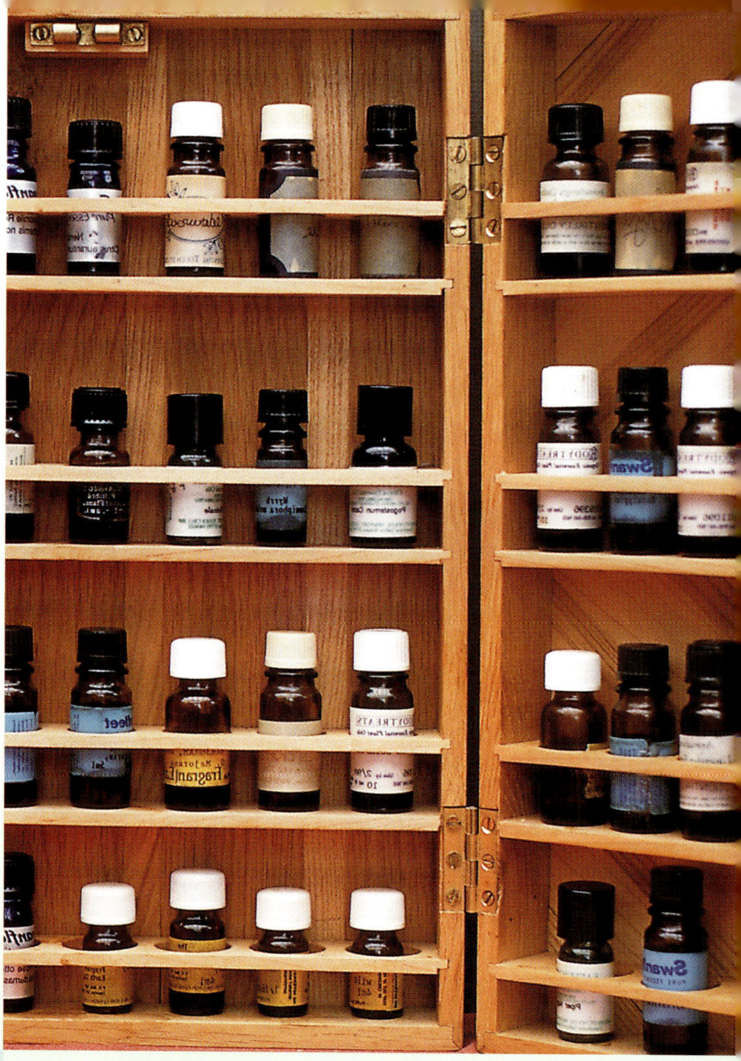

Mandelöl (genauer: Süßes Mandelöl)

Nährendes Basisöl, das für verschiedenste Seifen verwendet werden kann. Ein ideales Basisöl für Roll-on-Parfums..

Avocadoöl

Nährendes Öl, reich an Vitamin A, D, E und Fettsäuren. Wird schnell von der Haut aufgenommen und verfügt über heilende Eigenschaften. Bei der Seifenherstellung besonders wegen seiner feuchtigkeitsspendenden Wirkung von Bedeutung.

Glyzerin in Blockform

Wird für die Herstellung von Glyzerinseifen benötigt.

Natriumhydroxid (chemische Bezeichnung)

Als in Wasser aufgelöste Form auch als „Natronlauge" bekannt. Bildet die basische Grundlage bei der Herstellung von Seife im Kaltverfahren.

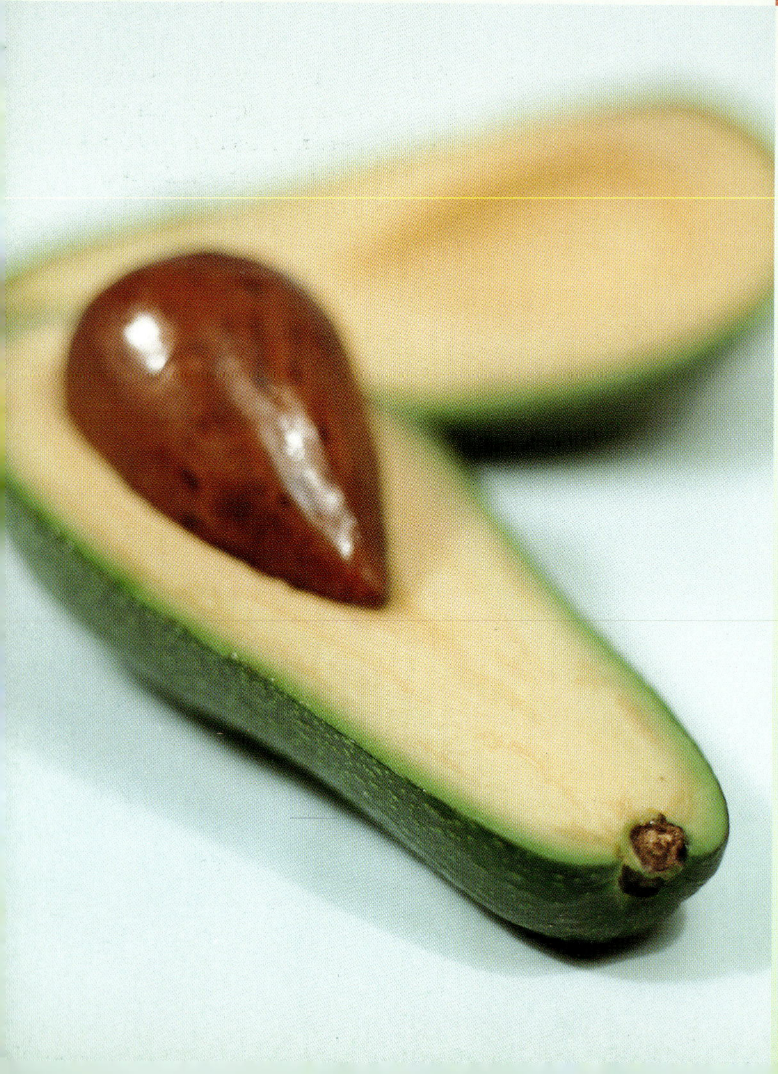

Kakaobutter

Schützt die Haut und macht sie weich und geschmeidig. Bei der Seifenherstellung besonders wegen ihrer feuchtigkeitsspendenden Wirkung von Bedeutung.

Kokosnussöl

Eines der wichtigsten Basisöle bei der Herstellung von Seifen im Kaltverfahren; unvergleichliche Schäumung und feuchtigkeitsspendende Wirkung.

Ätherische Öle

Duftstoffe aus Kräutern, Blumen, Hölzern, Harzen und Zitrusfrüchten. Werden zur Herstellung von Seifen und Parfüms verwendet.

Honig

Ein natürlicher Nährstoff mit heilender Wirkung; wird für die Herstellung von Seifen verwendet.

Jojobaöl

Nährendes Öl – genau genommen ein flüssiges Wachs –, das zur Seifenherstellung verwendet wird. Es verfügt über eine ausgezeichnete feuchtigkeitsspendende und talgausgleichende Wirkung.

Kukuinussöl
Nährendes, außerordentlich feuchtigkeitsspendendes Öl, das zur Seifenherstellung verwendet wird und bei Akne, Ekzemen, Schuppenflechten sowie Sonnenbrand hilft.

Flüssigglyzerin
Die sirupartige, klare Flüssigkeit wird zur Seifenherstellung verwendet, ist feuchtigkeitsspendend und besonders für trockene Haut geeignet.

Monoi-Öl
Weiches, wachsartiges Öl, das aus Kokosnussöl und Gardenienblüten hergestellt wird. Es findet sowohl aufgrund seines unvergleichlichen Duftes als auch seiner nährenden Eigenschaften wegen bei der Seifenherstellung Verwendung.

Olivenöl
Leichtes Olivenöl verfügt über eine ausgezeichnete feuchtigkeitsspendende Eigenschaft und ist sehr mild. Da es selbst kaum schäumende Wirkung hat, verwendet man es beim Kaltverfahren am besten in Kombination mit anderen Basisölen.

Hagebutten, getrocknet und gemahlen
Getrocknete, gemahlene Hagebutten geben Seifen eine leicht körnige Struktur und verleihen ihnen einen rosa-pfirsichfarbenen Farbton.

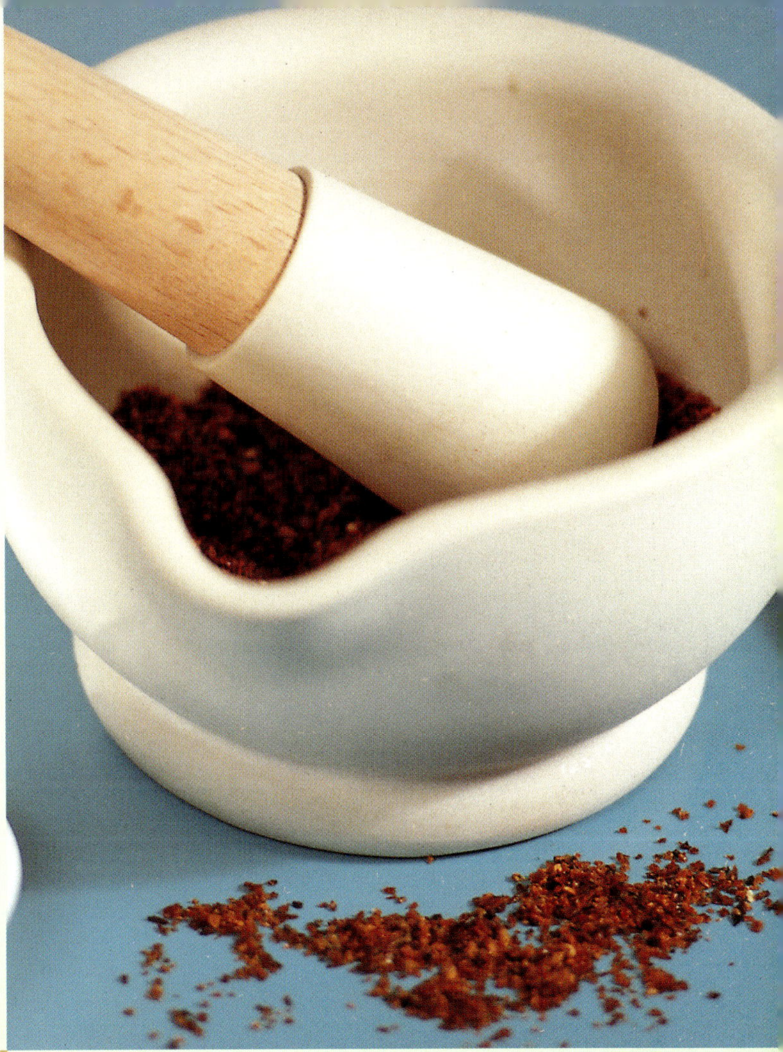

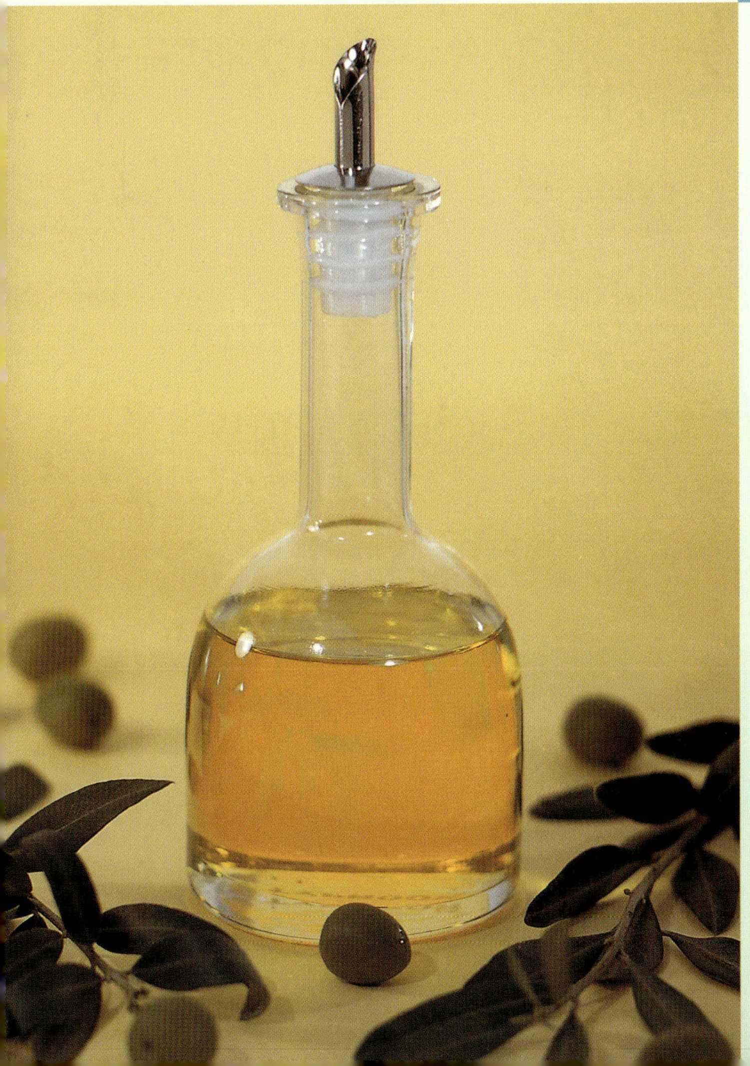

Hagebuttenöl
Das beste auf dem Markt erhältliche Hagebuttenöl ist das Rosa-Mosquetta-Öl. Es ist reich an ungesättigten Fettsäuren und Gammalinolsäure und fördert die Regeneration der Haut. Dieses nährende Öl mit seinen heilenden Eigenschaften wird für die Seifenherstellung verwendet.

Sheabutter
Sheabutter ist auch unter der Bezeichnung Karitébutter bekannt. Sie besitzt hervorragende feuchtigkeitsspendende Eigenschaften und ist insbesondere für trockene, angegriffene und irritierte Haut geeignet. Diese nährende Körperbutter wird bei der Seifenherstellung verwendet.

Sojaöl
Sojaöl ist eines der Basisöle bei der Herstellung von Seifen im Kaltverfahren. Es trägt beim Herstellungsprozess zu einer stabilen Schäumung der Seife bei und gibt ihr Milde und Volumen. Sojaöl eignet sich am besten zum Einsatz in Kombination mit anderen Ölen und Nährstoffen, die über eine gute feuchtigkeitsspendende Wirkung verfügen.

Kräuter und Gewürze
Gemahlene Gewürze und Kräuter können als natürliche Färbemittel für Seifen genutzt werden. Dazu gehören unter anderem Gelbwurz, Zimt, Paprika und Alkannawurzel.

Handel und Vertrieb in Österreich und Deutschland

Viele nützliche Informationen sowie Interessantes rund um die Seifenherstellung in der eigenen Küche finden sich auf den von Claudia Kasper verantworteten Internetseiten www.naturseife.com bzw. www.seifensieder.info. Hier können Sie unter anderem auch umfangreiche Einkaufstipps für die entsprechenden Ingredienzien nachlesen.

Österreich

Mag. Kottas Kräuterhaus
Freyung 7/1010 Wien
Tel.: 0043 (0) 1/5339532
Fax: 0043 (0) 1/5325610
E-Mail :shop@mag-kottas.at
Internet : www.mag-kottas.at

Drogerie Eveline Schilling
Wassergasse 13/1030 Wien
Tel.: 0043 (0) 1/715 9318

Wilhelm Neuber's Enkel Dr. Brunner & Kolb GmbH
Linke Wienzeile 152/1060 Wien
Tel.: 0043 (0) 1/59 766 68-0
Fax: 0043 (0) 1/59 711 36

IBZ Bienenhof Bienen- und Naturprodukte Handelsgesellschaft m. b. H.
Kaiserstraße 33/1070 Wien
Tel.: 0043 (0) 1/523 53 74
Fax: 0043 (0) 1/523 53 74-20
E-Mail: office@ibz-bienenhof.at
Internet: www.ibz-bienenhof.at

Kosmetikmacherei Handel mit kosmetischen Rohstoffen Petra Doleschalek
Florianigasse 75/Eingang Uhlplatz 1
1080 Wien
Tel.: 0043/1/4070393
E-Mail: kosmetikmacherei@chello.at
Internet: www.kosmetikmacherei.at

W. Pauli GesmbH & Co KG
Sautergasse 21/1160 Wien
Tel.: 0043 (0) 1/48811-0
Fax: 0043(0)1/48811-30
E-Mail: office@drtemt.at

Martina Bach
Hauptstraße 30/3720 Ravelsbach
Mobil: 0664/1125109
Tel./Fax: 0043 (0) 2958/82306
E-Mail: office@energieoase.at
Internet: www.seifenoase.at

Sonnentor Kräuterhandelsgesellschaft m. b. H
Sprögnitz 10/3910 Zwettl
Tel.: 0043 (0) 2875/7256
Fax 0043 (0) 2875/7257
E-Mail: office@sonnentor.at
Internet: www.sonnentor.at

Art of Beauty
Veronika Hitzenberger Veronika
Dr. Salzmann-Str. 8–10/4600 Wels
Tel.: 0043 (0) 7242/57 226
Fax: 0043 (0) 7242/57 22 66
E-Mail: veronika@art-of-beauty.at
Internet: www.art-of-beauty.at

Opitec Hobbyfix
Hannakstr. 7/5023 Salzburg
Tel.: 0043 (0) 800/005120
Fax: 0043(0) 800/005125
E-Mail: info.at@opitec.com
Internet: www.opitec.at

Feeling Handels GesmbH.
Walgaustraße 22/6824 Schlins
Tel.: 0043 (0) 5524/22399
Fax. 0043 (0) 5524/223998
E-Mail: feeling@feeling.at
Internet: www.feeling.at

Antarius Naturkosmetik
Michael Hinterauer
Stüben 6/6850 Dornbirn
Mobil: 0043 (0) 664/1231923
E-Mail: info@antarius.info
Internet: www.antarius.info
www.hinterauer.info

Sternhof-Vitalkosmetik
Erika Swoboda
Kohlberg 1/8454 Arnfels
Tel.: 0043 (0) 3455/6511
Fax: 0043 (0) 3455/6511
E-Mail: info@sternhof.at
Internet: www.naturkosmetik.at
www.sternhof.at

Deutschland

Der Seifenkünstler
Thomas Rathemacher
An den Eichen 29/
01458 Ottendorf-Okrilla
Tel.: 0049 (0) 35205/70690
Fax: 0049 (0) 35205/70689
Mobil: 0049 (0) 178/4980137
E-Mail: info@seifenkuenstler.de
Internet: www.seifenkuenstler.de

Die Siederei
Siederei – Jessica Schäfer
Reismühle 16 a/22087 Hamburg
Tel.: 0049 (0) 40/22609745
Fax: 0049 (0) 40/22609746
E-Mail: mail@siederei.de
Internet: www.siederei.de

Ronald Reike Spezialversand
Kielort 21 a/22850 Norderstedt
Tel.: 0049 (0) 40/5293874
Fax: 0049 (0) 40/5293874
E-Mail : info@naturrohstoffe.de
Internet: www.naturrohstoffe.de

Bienenzuchtbedarf Heinrich Holtermann GmbH & Co. KG
Scheesseler Straße 12/27386 Brockel
Tel.: 0049 (0) 4266/93040
Fax: 0049 (0) 4266/930420
E-Mail: info@holtermann.de
Internet: www.holtermann-shop.de

Kosmetik Bazar
Petra Lilje
Knochenhauerstraße 8/
30159 Hannover
Tel.: 0049 (0) 511/326236
Fax: 0049 (0) 5066/693505
E-Mail : info@kosmetikbazar.de
Internet: www.kosmetikbazar.de

behawe Naturprodukte
Zum Sporkfeld 48/33397 Rietberg
Tel.: 0049 (0) 5244/700950
Fax: 0049 (0) 5244/700955
E-Mail : info@behawe.com
Internet: www.behawe.com

Aroma-Zentrum
Groß-Einzelhandel und Versand/Import und Export Marc Lerch
Schwabenröder Str. 61/36304 Alsfeld
Telefon: 0049 (0) 6631/6225
Fax: 0049 (0) 6631/71806
E-Mail: info@aroma-zentrum.de
Internet: www.aroma-zentrum.de

Calendula Naturwaren und Naturkosmetik/ Stammhaus Dinslaken
Sterkrader Str. 237/46539 Dinslaken
Tel.: 0049 (0) 2064/92739
Fax: 0049 (0) 2064/81250
E-Mail: calendula-kosmetik@online.de
Internet: www.calendula-kosmetik.de

Çosmeda Kosmetik und Ökoprodukte Vertriebs GmbH & Co KG
Pascalstraße 8/
47506 Neukirchen-Vluyn
Tel.: 0049 (0) 2845/28080
Fax: 0049 (0) 2845/28088
E-Mail: info@cosmeda.de
Internet: www.cosmeda.de

Cosmeda/Filiale Dinslaken
Neustr. 51/46535 Dinslaken
Tel.: 0049 (0) 02064/15178

Dagmar Köhler
Danziger Str. 1/47665 Sonsbeck
Tel.: 0049 (0) 2838/779866
Fax: 0049 (0) 2838/779867
E-Mail: info@baccararose.de
Internet: www.baccararose.de

Kräuterlädle in der Nordweststadt
Madenburgweg 16/76187 Karlsruhe
Tel.: 0049 (0) 721/7569485
Fax.: 0049 (0) 721/7569484
E-Mail: kraeuterlaedle@gmx.de
Internet: www.kraeuterlaedle.de

ML Natur- und Handarbeitswaren
Anna Müller-Lancé/Versandhandel
Belchenstraße 1/79415 Bad Bellingen
Tel.: 0049 (0) 7635/ 823236
Fax: 0049 (0) 7635/ 823235
E-Mail: shopinfo@ml-natur.de
Internet: www.ml-natur.de

Wilhelm Lindig Kräuterparadies
Blumenstraße 15/80331 München
Tel.: 0049 (0) 89/265726
Fax: 0049 (0) 89/23269857
E-Mail: lindig@phytofit.de
Internet: www.phytofit.de

Cosmothek GmbH/ Duft & Schönheit
Sendlingerstraße 28/80331 München
Tel: 0049 (0) 89/3544600
Fax: 0049 (0) 89/3543653
E-Mail: info@duft-und-schoenheit.de
Internet : www.duft-und-schoenheit.de

Cosmothek GmbH – Brennessel/Filiale
Claudia Hölzer
Türkenstr. 60/80799 München
Telefon: 0049 (0) 89/280303
Telefax: 0049 (0) 89/2802049
E-Mail:
bestellung@brennessel-muenchen.de
Internet:
www.brennessel-muenchen.de

Kräutergarten
Inhaberin: Romana Auth
Pestalozzistrasse. 3/80469 München
Tel./Fax: 0049 (0) 89/23249802
E-Mail:
mail@kraeutergarten-muenchen.de
Internet:
www.kraeutergarten-muenchen.de

Sankt Florian Drogerie
Michael Nierle
Vöttinger Str. 2 c/85354 Freising
Tel.: 0049 (0) 8161/7096
Fax: 0049 (0) 8161/12279
E-Mail: info@drogerie-nierle.de
Internet: www.drogerie-nierle.de

Primavera Life GmbH
Herstellung und Vertrieb von ätherischen Ölen, Kosmetik und Wohlfühlprodukte
Am Fichtenholz 5/87477 Sulzberg
Tel.: 0049 (0) 8376/8080
Fax: 0049 (0) 8376/80839
E-Mail: info@primavera-life.de
Internet: www.primavera-life.de

Martina Schuh & Sylvia Eschenbacher GbR
Johannesgasse 55/90402 Nürnberg
Tel.: 0049 (0) 911/209522
Fax: 0049 (0) 911/2447507
E-Mail: info@pura-natura.com
Internet: www.pura-natura.com

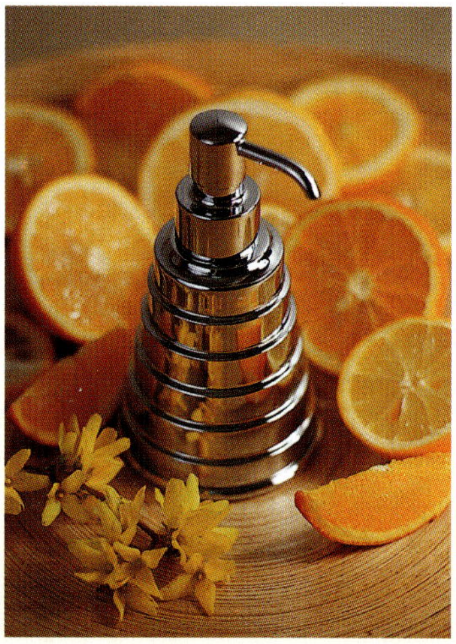

Danksagungen

Mein Dank gilt Robin Bath, Tobby Matthews, Angie Patchell und Winnie Prentiss, die durch ihre engagierte Mithilfe zur Verwirklichung dieses Buches beigetragen haben.
Meinem Partner Robert Beer möchte ich für seine tatkräftige Unterstützung während des Entstehungsprozesses dieses Buches danken, und dafür, dass er so bereitwillig verschiedenste Seifen ausprobiert hat.
Weiters danke ich Nicki von Woodspirits UK, die mich bei der Seifenherstellung mit wertvollen Tipps versorgt hat, mir mit Rat und Tat zur Seite gestanden ist und ein paar zusätzliche Seifen für die Photographien in meinem Buch zur Verfügung gestellt hat. Nicki bietet ein breites Sortiment an schönen handgemachten Seifen an und kann unter der folgenden Adresse kontaktiert werden:

Woodspirits UK, Unit 42, New Lydenburg Industrial Estate, New Lydenburg Street, London SE7 8NE. Telefon/Fax: (0044)(020) 8293-4949. E-Mail: woodspiritsuk@compuserve.com

Folgenden Geschäften möchte ich für die Bereitstellung von Materialien für die Photographien danken:

4 my way of life, 13–15 Jerdan Place, Fulham, London SW6 1BE
The Chelsea Gardener, 125 Sydney Street, London SW3 6NR
Cologne&Cotton Ltd., 791 Fulham Road, London SW6 5HD
Damask, 3–4 Broxholme House, New Kings Road, London SW6 4AA
Paperchase, 213 Tootenham Court Road, London, W1T 7PS
pH-Factor, 183 New Kings Road, London SW6 4SW
toute-bagai, 160 Wandsworth Bridge Road, London SW6 2UH
Sasha Waddell, 269 Wandsworth Bridge Road, London SW6 2TX
Sue Walker, 166 Wandsworth Bridge Road, London SW6 2UH